Gimnasia para los niños

A pesar de haber puesto el máximo cuidado en la redacción de esta obra, el autor o el editor no pueden en modo alguno responsabilizarse por las informaciones (fórmulas, recetas, técnicas, etc.) vertidas en el texto. Se aconseja, en el caso de problemas específicos —a menudo únicos— de cada lector en particular, que se consulte con una persona cualificada para obtener las informaciones más completas, más exactas y lo más actualizadas posible. EDITORIAL DE VECCHI, S. A. U.

© Editorial De Vecchi, S. A. 2018
© [2018] Confidential Concepts International Ltd., Ireland
Subsidiary company of Confidential Concepts Inc, USA
ISBN: 978-1-68325-841-4

Anna Salaris

GIMNASIA PARA LOS NIÑOS

dve
PUBLISHING

ÍNDICE

INTRODUCCIÓN

Actualmente, cada vez es más difícil encontrar
ocasiones para que los niños jueguen, pero quizá
sea todavía más difícil encontrar juegos apropiados.
Este libro va dirigido a todas aquellas personas
que quieren descubrir la alegría y la diversión de jugar
con los niños pero que, sobre todo, quieren
proporcionarles los estímulos adecuados para que,
además de divertirse, puedan crecer y enriquecerse.
A través de estos sencillos ejercicios de gimnasia
el niño tiene la posibilidad de explorar y conocer
el propio cuerpo y de dar rienda suelta a la fantasía,
a la creatividad y a la imaginación.
Se trata de un libro creado para niños
de entre uno y doce años de edad, si bien está dirigido
a los padres, educadores, monitores y a todos aquellos que,
de una forma u otra, deben estar en contacto
con niños y quieren encontrar nuevos puntos
de partida para proponer los juegos
más adecuados para su edad.

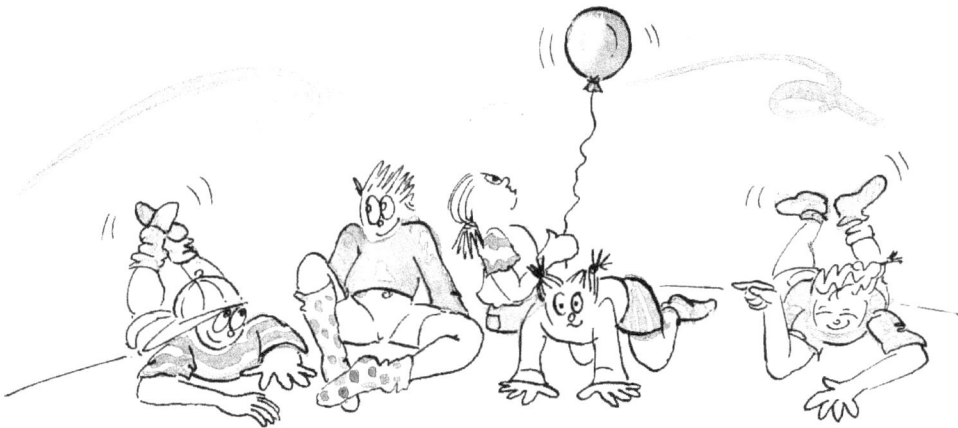

LA GIMNASIA COMO JUEGO

El propósito de estas páginas puede resumirse en dos palabras: crecer jugando. En este libro el lector encontrará juegos sencillos que pueden enriquecer las experiencias motrices de los niños. Tenemos que considerar la gimnasia dentro de un proceso educativo en el que el aspecto lúdico tiene un papel central, porque el niño aprende a crecer a través del juego.

En el juego, según la definición de Frochel, «se manifiesta el impulso vital de la personalidad que exige darse y constituirse; se manifiesta todo el mundo interior del niño con sus necesidades, sus tendencias, sus ideas y sentimientos... Mediante la posesión total del juego vivo, el niño se mueve y se completa».

El juego, de hecho, es desinteresado; tiene como finalidad la diversión antes incluso de la satisfacción de ganar; es espontáneo y nace de las propias ganas de jugar sin necesariamente tener que *servir para algo*; de hecho puede ir más allá de su mera eventualidad y convertirse en una verdadera forma de vivir, de aprender, de crecer, de experimentar y de madurar; es diversión, esfuerzo y compromiso para alcanzar un objetivo a través de la mejora y la superación de uno mismo.

Por lo tanto, el juego representa una respuesta a exigencias muy precisas: satisface la curiosidad de los niños puesto que se trata de una forma para aprender a conquistar lo que no se conoce y que continuamente impone nuevas preguntas y posteriores profundizaciones; al mismo tiempo es una respuesta a la necesidad de estima de sí mismo en la medida que ayuda a mejorar las propias capacidades. El juego, en definitiva, es una ocasión para desahogar las energías físicas y psíquicas que al mismo tiempo estimula e implica al niño para que obtenga lo mejor de sí mismo coordinando todas sus facultades.

El juego, además, precisa una gran dosis de creatividad y fantasía no sólo para quien juega sino también para quien propone los propios juegos.

Las características del juego varían según la edad: los primeros juegos son egocéntricos, solitarios, orientados hacia el descubrimiento de uno mismo y, más tarde, del mundo circundante; existen también juegos más sociales mediante los cuales el niño se relaciona con los demás.

EL DESARROLLO PSICOMOTOR DEL NIÑO

El desarrollo psicomotor del niño es un proceso lento y complejo que se explica no sólo en el ámbito del movimiento real, sino que implica globalmente cualquier esfera de la personalidad; por lo tanto, podemos hablar también de un desarrollo cognitivo y social, además de motor.

Las capacidades motrices están estrechamente relacionadas con las cognitivas, porque precisamente a través de estas últimas se favorece el desarrollo del sistema nervioso central; por lo tanto, es de fundamental importancia proporcionar al niño los estímulos necesarios para que pueda adquirir buenas capacidades motrices que podrán aplicarse luego en operaciones intelectivas que vayan más allá del simple movimiento.

Como se ve a partir del esquema siguiente, podemos distinguir dos tipos de capacidades, la psicomotrices y las físicas:

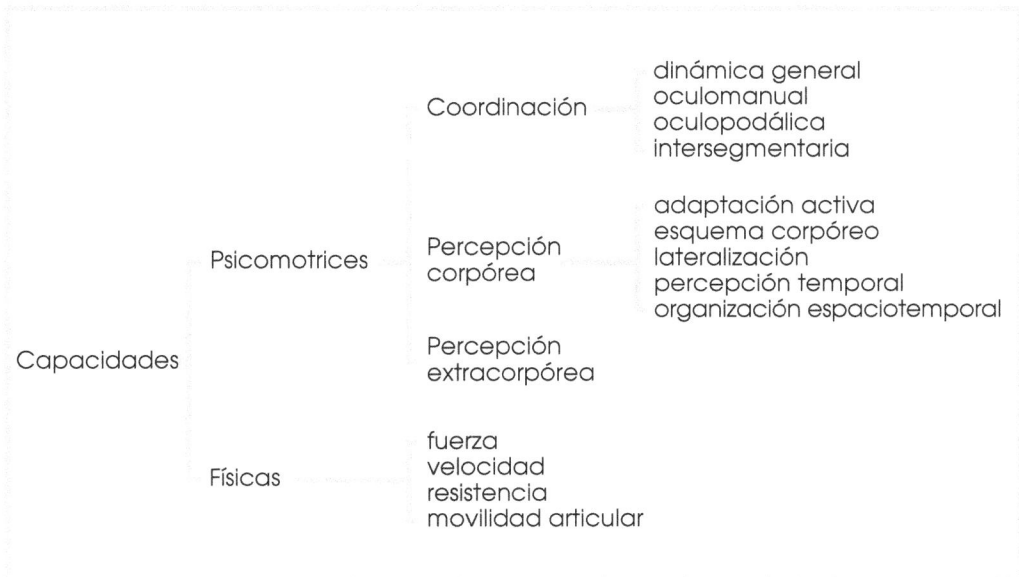

Capacidades			
	Psicomotrices	Coordinación	dinámica general oculomanual oculopodálica intersegmentaria
		Percepción corpórea	adaptación activa esquema corpóreo lateralización percepción temporal organización espaciotemporal
		Percepción extracorpórea	
	Físicas		fuerza velocidad resistencia movilidad articular

Las capacidades psicomotrices

Las capacidades psicomotrices, relacionadas con el sistema nervioso central, puede clasificarse en los siguientes tipos:

> ✓ la coordinación;
>
> ✓ la percepción corporal en todas sus formas estéticas y dinámicas;
>
> ✓ la percepción extracorporal (o estructuración espaciotemporal).

La coordinación

La coordinación, según la definición de K. Meinel, es la «sintonía de todos los procesos parciales del acto motor respecto al objetivo que se debe alcanzar realizando el movimiento».

Pero existen más tipos de coordinación: la *general* puede incluirse en la definición que acabamos de dar; la *oculomanual* se refiere a la capacidad de coordinar los movimientos de la mano y de la extremidad superior en relación con informaciones visuales; la *oculopodálica* es la capacidad de coordinar los movimientos del pie y de la extremidad inferior en relación con informaciones visuales; la *intersegmentaria*, finalmente, es la capacidad de coordinar los movimientos de los distintos segmentos corporales en relación con el cuerpo.

En el desarrollo de la coordinación son importantes los órganos de los sentidos, que reciben informaciones muy precisas de tipo táctil, acústico, visual, vestibular, etc., transformándolas en datos esenciales para el proceso de control del acto motor.

La percepción corporal

La percepción corporal es, según la definición de J. Le Boulch, «una intuición de conjunto o un conocimiento inmediato que tenemos de nuestro cuerpo en posición estática o en movimiento, en la relación de las distintas partes entre ellas y en las relaciones con el espacio circundante, los objetos y las personas».

El niño llega a conocer su propio cuerpo y aprende a utilizarlo a través de la acción; cada nuevo movimiento que realiza es una experiencia más que ayuda en un proceso que pasa por etapas muy precisas, partiendo de movimientos incoherentes hasta el control completo de cualquier gesto.

En el interior de la percepción corporal distinguimos algunas funciones:

Función de adaptación activa: es la capacidad de reelaborar los movimientos adquiridos para poder resolver las situaciones y los problemas nuevos a medida que se crean. La función de adaptación se desarrolla desde los primeros meses de vida hasta los diez o doce años; cuanto mayores sean los estímulos durante ese tiempo, mayor resultará la capacidad de adaptación con la que el niño enriquecerá sus capacidades motrices.

Esquema corporal: se estructura desde el nacimiento para alcanzar su totalidad hacia los doce años, con la toma de conciencia del propio cuerpo en cada uno de sus segmentos en situación estática y dinámica, en relación con los demás y con el mundo exterior. La evolución del esquema corporal sigue etapas muy bien definidas por el camino hacia la edad adulta. De hecho, podemos distinguir cuatro momentos:

el del *cuerpo paciente,* que va desde el nacimiento hasta los tres meses: las capacidades motrices son muy elementales, constituidas por los reflejos y los automatismos innatos con el objetivo de satisfacer las necesidades vitales del propio niño (reflejo de succión, etc.);

el del *cuerpo vivido,* que va desde los tres meses a los tres años; se trata de una fase de motricidad voluntaria en la que se establecen las primeras relaciones entre las distintas capacidades perceptivas (auditiva, visual, táctil, etc.) y en la cual empiezan a estructurarse esquemas motores básicos como correr, saltar, estar en equilibrio, trepar, etc. Es decir, que el niño reconoce su propio cuerpo y sabe insertarlo en el mundo que le rodea;

el del *cuerpo percibido,* que va desde los tres a los seis años. El cuerpo se convierte para el niño en un objeto de gran interés: las informaciones procedentes del cuerpo, que hasta este momento habían permanecido en el inconsciente, ahora se acogen de forma consciente; a estas alturas el niño está capacitado para interiorizar todas las informaciones y los estímulos procedentes de su propio cuerpo y del mundo exterior y por lo tanto para organizar el espacio (percibiendo distancias y dimensiones) y también para tomar conciencia de su propio esquema corporal (conociendo todas sus partes);

el del *cuerpo representado,* desde los seis a los doce años: si antes el niño actuaba sin estructurar mentalmente la imagen del movimiento que estaba a punto de realizar, ahora ya sabe representar los gestos antes de cumplirlos.

Lateralización: el niño descubre cuál es su «mano preferida» y se refuerza el dominio de un hemisferio cerebral respecto al otro. Hasta que el niño no ha alcanzado una buena lateralización, su esquema corporal, la eficacia de sus movimientos y su coordinación resultarán imprecisos y poco organizados.

Percepción temporal: es la capacidad de tomar conciencia de las sensaciones sonoras con su duración y sus pausas. Ayuda al niño en el desarrollo de la coordinación motriz que se explica a través de una combinación de movimientos que se desarrollan simultáneamente o en sucesión en el espacio y en el tiempo.

Organización espaciotemporal: se trata de la capacidad de organizar el espacio, teniendo como presupuestos los conceptos de encima y debajo, delante y detrás, derecha e izquierda, referidos a sí mismo y transferidos al mundo exterior, poniéndolo en relación con el tiempo.

La percepción extracorporal

Permite conocer el mundo exterior y estructurarlo a partir del concepto de tiempo y de espacio y valiéndose de las funciones de organización espacial y de percepción temporal que ya hemos citado.

Las capacidades físicas

Las capacidades físicas son la fuerza, la velocidad, la resistencia y la movilidad articular. Por lo que se refiere a la fuerza, a la velocidad y a la resistencia podemos decir que están poco desarrolladas durante la infancia, cuando la motricidad no precisa ni acciones continuas de fuerza ni prestaciones de velocidad o de resistencia.

La capacidad de fuerza sufre una notable mejora entre los tres y los cinco años, mientras la velocidad y la resistencia revelan un notable aumento entre el séptimo y el décimo año de vida.

La movilidad articular es en cambio máxima durante la infancia y retrocede, si no está oportunamente entrenada, a medida que nos acercamos a la edad adulta; esta es la capacidad de máximo recorrido articular y depende de la extensibilidad de los músculos y de los ligamentos.

Entre las capacidades físicas se encuentra también el equilibrio, mediante el cual el cuerpo mantiene o restablece una determinada posición. Para obtener esto no se precisa solamente la intervención de una acción muscular antigravitatoria, sino también la de informaciones sensoriales como las visuales, las táctiles, la percepción de la profundidad, la lateralidad y la verticalidad. Se distinguen dos formas de equilibrio: la estática, cuando el cuerpo se mantiene en una determinada posición, o la dinámica, cuando el baricentro encuentra la propia verticalidad respecto a la base de apoyo durante la ejecución de cualquier movimiento.

La capacidad de equilibrio está estrechamente relacionada con la percepción corporal y por lo tanto con el perfecto conocimiento de las posiciones que asumen los distintos segmentos corporales, en relación con ellos mismos y en relación con el espacio.

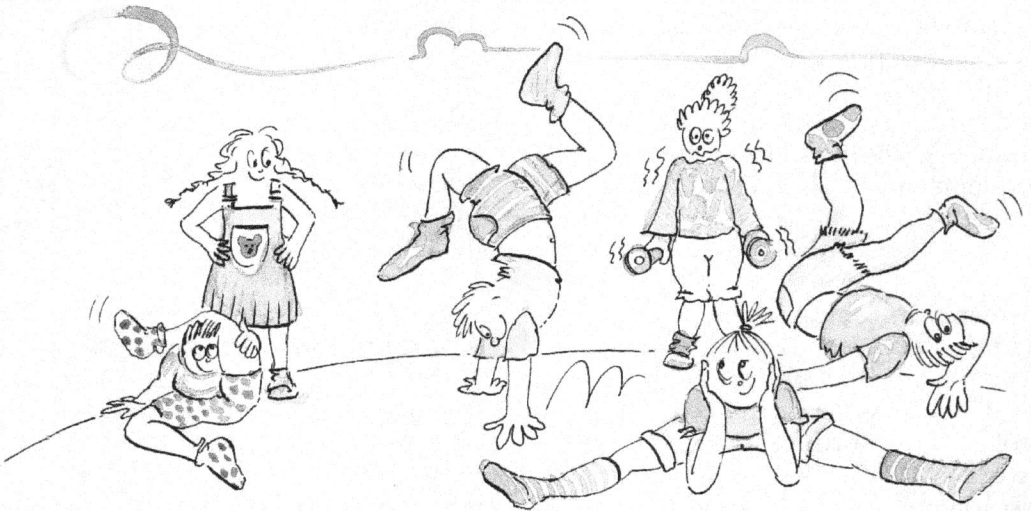

De uno a seis años

Después del primer año de vida el niño ha conquistado la posición erguida y ha adquirido la capacidad de caminar.

Durante los tres primeros años, el niño aprende formas de movimiento como gatear, estar en equilibrio, caminar, subir, saltar, empujar, tirar, trepar, estar colgado, llevar objetos, balancearse, junto a los movimientos de coger al vuelo o de lanzamiento a una mano y a dos manos.

Estas capacidades motrices, cada vez más complejas, se explican de la forma que el niño encuentra más natural, es decir, a través del juego y de la imitación.

Los movimientos, hasta la edad de tres años, son bastante lentos, limitados en el espacio y reducidos a lo ancho, faltos de esa fuerza que se desarrollará sucesivamente, y acompañados, quizá, de inútiles movimientos accesorios.

Las capacidades coordinadoras resultan todavía bastante toscas; de hecho, las capacidades de controlar, transformar y adaptar el movimiento están poco desarrolladas.

Durante estos años el niño necesita vivir en un ambiente que sea lo más estimulante posible y en el cual pueda correr, saltar, agarrarse, estar en equilibrio, trepar, etc.; además, el adulto tiene que estimular su deseo de jugar, de hacer juegos de imitación realizando, si es necesario, los movimientos que el niño copiará y acompañándolo con indicaciones verbales sencillas e inmediatas.

Después de los tres años empieza el perfeccionamiento de las capacidades motrices aprendidas hasta el momento. Las formas de movimiento en las que generalmente se notan los mayores progresos son caminar, correr, trepar, estirar, empujar, lanzar, coger al vuelo, girar y mantener en equilibrio. Ahora estos movimientos pueden incluso combinarse: por ejemplo, si antes el niño sabía correr y saltar, ahora sabe insertar el salto en el interior de la acción de correr.

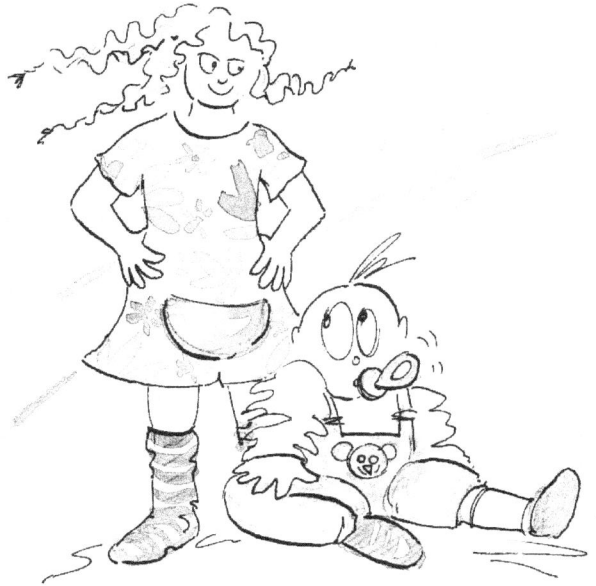

Por lo que se refiere a las capacidades físicas, es posible encontrar progresos en la capacidad de fuerza y de rapidez pero, sobre todo, en la de resistencia y en la de equilibrio. Los movimientos aparecen, por lo tanto, más rápidos y enérgicos pero, sobre todo, más amplios, aunque revelan todavía imperfecciones en la fluidez y en la constancia.

Entre los cuatro y los seis años, el niño necesita estar siempre activo y constantemente ocupado; por lo tanto, es indispensable darle la posibilidad de moverse y de expresarse libremente, estimulándolo a hacer siempre cosas mejores.

De siete a doce años

El comportamiento motor entre los siete y los nueve años está caracterizado por una notable vivacidad, acompañada de la disponibilidad de afrontar y de resolver nuevas dificultades.

El niño aprende, ahora, a dominar sus impulsos y a concentrar sus esfuerzos en una actividad para obtener el resultado deseado. Es notable, en este periodo, un aumento de la velocidad, la resistencia y la capacidad de combinación de los movimientos, que resultan más fluidos y revelan un buen sentido del ritmo.

En esta fase hay que proporcionar al niño el mayor número posible de estímulos, diversificando el tipo de actividad y secundando siempre su necesidad de moverse.

Entre los diez y los doce años el comportamiento motor está caracterizado por la mejora de las capacidades de aprendizaje; la fuerte necesidad de moverse, que ha acompañado al niño en su desarrollo, se traduce ahora en una más controlada, racional y apropiada actividad motriz, caracterizada por la curiosidad y por la disponibilidad para aprender y para alcanzar nuevas prestaciones. El movimiento ha adquirido ya una cierta seguridad, con el abandono completo de inútiles gestos accesorios. Elniño aprende a coordinar cada vez más los propios movimientos en relación consigo mismo (coordinación intersegmentaria, oculomanual y podalicomanual) y con el mundo externo (coordinación espaciotemporal).

Esta edad es seguramente la más rentable desde el punto de vista del aprendizaje motor; el niño, al ser extremadamente receptivo, tiene que ser estimulado cuanto sea posible.

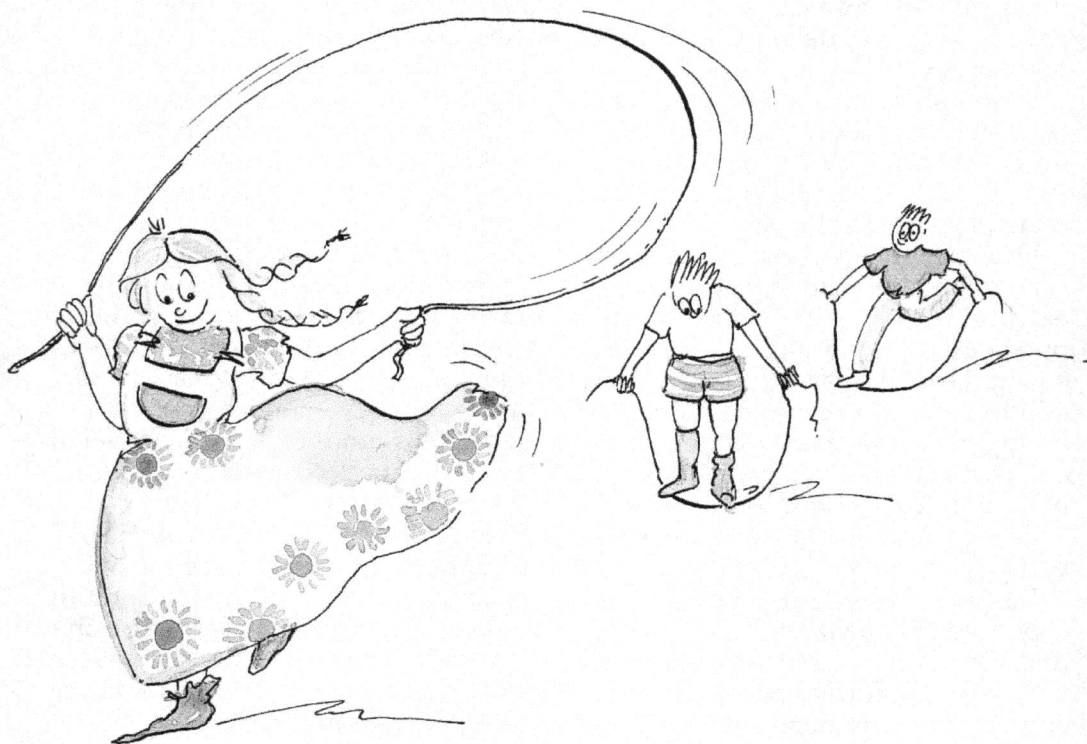

ALGUNOS CONSEJOS
ANTES DE EMPEZAR

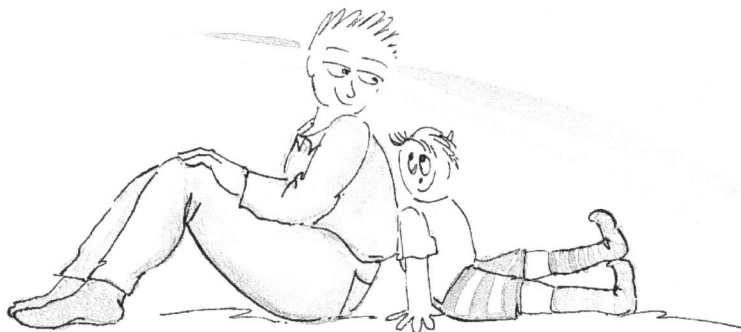

Los ejercicios propuestos en este libro están dirigidos a un público extremadamente joven; por lo tanto creemos que es indispensable la intervención directa de un adulto por lo menos para los juegos destinados a niños de hasta seis años. En nuestro caso nos referiremos a la madre, aunque también pueden ser el padre, el canguro, la profesora, etc. En consecuencia también el adulto deberá participar de forma activa en los juegos; algunos son tan sencillos que su trabajo es sólo el de proporcionar algunas indicaciones verbales, mientras otros, más complejos, precisan una intervención directa.

Cuándo realizar los ejercicios

Se pueden proponer estos juegos a cualquier hora del día, cuando se disponga de un poco de tiempo para dedicarse completamente al niño, sin interrupciones.

Es fundamental tener muchas ganas de jugar y de divertirse, creando una complicidad profunda y espontánea con el compañero de juegos. También el niño tendrá que estar predispuesto; es inútil proponerle juegos que lo impliquen físicamente si está cansado y no tiene ganas.

No se puede plantear una indicación precisa sobre la frecuencia y la duración de los ejercicios: se pueden proponer una, dos, diez veces en una semana; se puede jugar durante diez minutos o durante una hora, según la propia disponibilidad y hasta que el niño se canse. No debemos forzarlo en ningún caso a jugar con nosotros pero sí que tenemos que ser lo suficientemente hábiles como para saber captar su atención.

Dónde realizar los ejercicios

Pueden realizarse indiferentemente en casa o al aire libre.

Considerando la dificultad de desplazarse a espacios abiertos como parques, jardines o centros deportivos, sugerimos jugar en casa, en un espacio lo más amplio posible y sobre un terreno que no resulte resbaladizo.

Material necesario

Los elementos necesarios para los ejercicios son fáciles de localizar; se trata de hecho de:

> **una cuerda** para saltar, a ser posible sin asa, de las que se utilizan en gimnasia rítmica, de 240 cm de largo aproximadamente y 7 u 8 mm de grosor, que se puede comprar en tiendas de deportes;
>
> **un periódico** cualquiera;
>
> **una pelota** de espuma (de 25 a 30 cm de diámetro) que se puede comprar en las tiendas de juguetes o de deportes.

Es aconsejable ponerse ropa cómoda, como un chándal, que permita la máxima libertad de movimientos.

Si se juega en casa, pueden utilizarse unos calcetines gruesos; si se está al aire libre un par de zapatos de deporte será lo más conveniente.

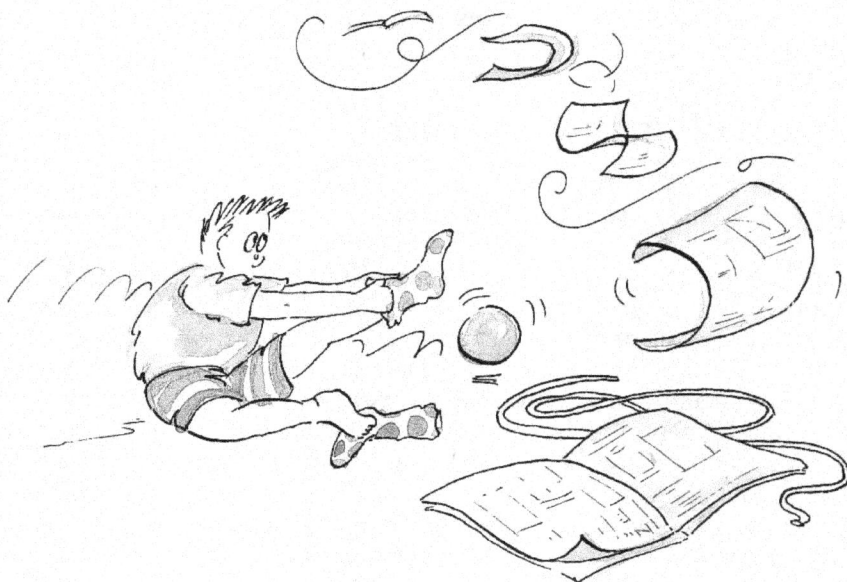

CÓMO REALIZAR LOS EJERCICIOS

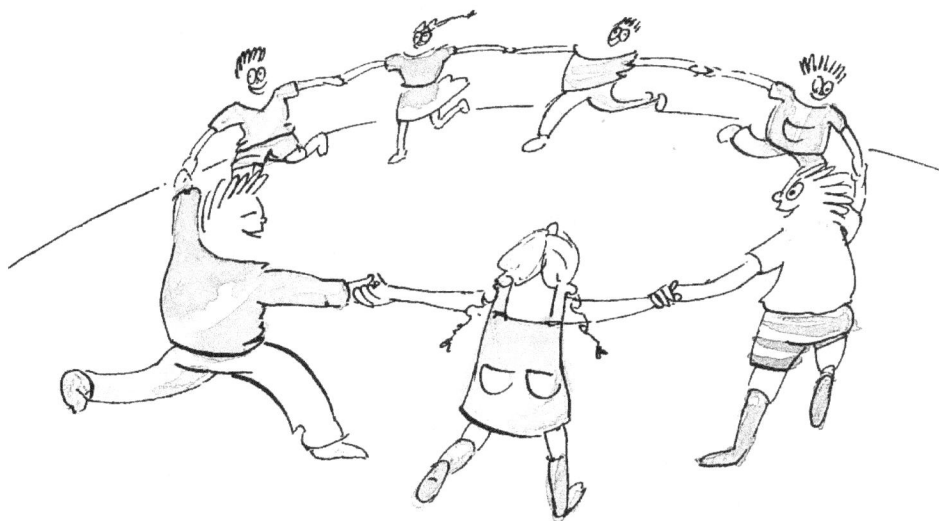

Los juegos se proponen en secuencia, del más fácil al más difícil, y están divididos en dos grupos principales que corresponden a los dos primeros capítulos de la parte del libro, que se titula «¡Listos y a jugar!».

El primero está dirigido a los niños de edades comprendidas entre uno y seis años: se trata de juegos que el niño realiza solo, apoyado por la intervención de un adulto, o junto con el mismo adulto.

El segundo grupo de juegos, en cambio, está dirigido a niños mayores, de edades comprendidas entre los siete y los doce años; se trata de juegos en parejas, en los que dos niños juegan juntos sin que sea necesaria la intervención directa de un adulto.

Al final, el capítulo «Juegos de grupo» ilustra algunos ejercicios que, aun teniendo la misma finalidad y las mismas características que los anteriores, son adecuados para un grupo más numeroso de niños, como puede suceder cuando vienen a casa los amigos de nuestros hijos. Por razones obvias, estos ejercicios se aconsejan normalmente a niños de más de cuatro o cinco años.

DE UNO A SEIS AÑOS

En el primer grupo se comienza con juegos muy sencillos, que permiten desarrollar el conocimiento de uno mismo, del otro y del espacio, juegos de imitación en los que el niño asume el papel de un animal, o imita acciones; también hay juegos que desarrollan el sentido del ritmo.

Se pasa luego a juegos en pareja, que se refieren a algunos esquemas motores de base como saltar, empujar, arrastrar, correr, etc.; estos juegos no tienen una verdadera progresión y se pueden proponer en cualquier orden.

Finalmente, se muestran ejercicios con aparatos: se empieza utilizando la cuerda que se usa de forma impropia (es decir, no sirve para saltar); el saltar con la cuerda, de hecho, es una acción bastante compleja que pone en juego el sentido del ritmo, la habilidad motriz y los diversos tipos de coordinación que raramente posee un niño antes de haber cumplido seis años.

Los juegos con la cuerda que se proponen aquí son muy sencillos y permiten que el niño, que tiene que poner su propio cuerpo en relación con un objeto externo, perfeccione algunos gestos como arrastrar y dejarse arrastrar, saltar, descabalgar, estirar, etc.

A continuación vienen los ejercicios con el periódico, una *herramienta* sencilla que permite estimular el equilibrio estático y dinámico y perfeccionar la percepción espacial (capacidad de distinguir la derecha de la izquierda, el concepto de arriba y abajo) y el sentido del ritmo.

Se pasa luego a los juegos con la pelota: su utilización presupone la completa adquisición de coordinaciones complejas como la oculomanual (entre la mano y los ojos) la oculopodálica (entre los pies y los ojos), y por lo tanto se tiene que proponer cuando el niño es capaz de desarrollar sin dificultad todos los ejercicios precedentes.

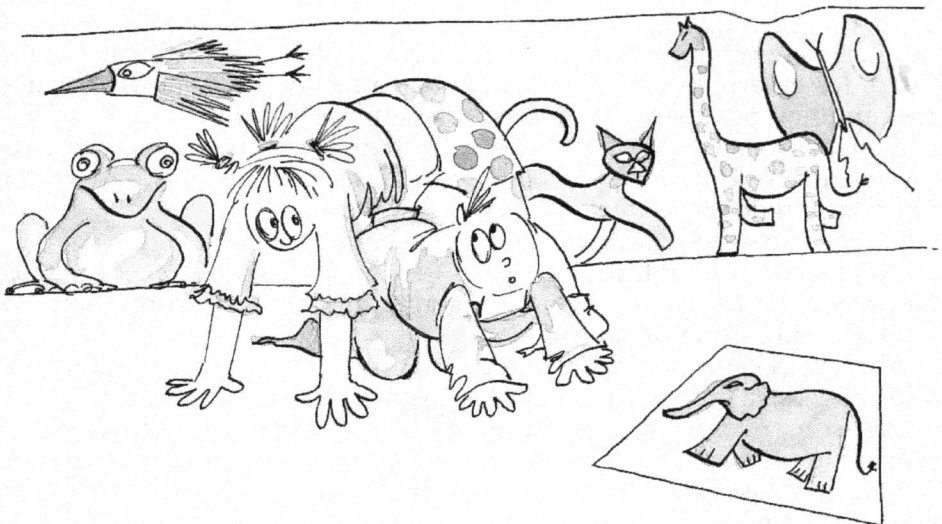

DE SIETE A DOCE AÑOS

También el segundo grupo de ejercicios prevé una secuencia didáctica que sigue determinadas etapas; el niño ya puede jugar con un compañero que tenga más o menos su misma edad.

Los juegos se realizan por parejas y tienen como objetivo mejorar los diferentes tipos de coordinación y consolidar la percepción corporal, la postura, el equilibrio, el ritmo y la fuerza.

Se pasa luego a ejercicios que prevén la utilización de un aparato: la cuerda, gracias a la cual es posible estimular las capacidades de equilibrio, y la pelota, que pone en juego de forma cada vez más compleja las coordinaciones. Estos dos aparatos se utilizarán luego juntos, creando de esta forma situaciones que precisen la capacidad de coordinar movimientos diversos de manera cada vez más complicada.

Las capacidades de lanzar y atrapar una pelota que rueda y bota indican una madurez motriz que puede alcanzarse lentamente. No es necesario por lo tanto sorprenderse si el uso de esta herramienta resulta difícil y a veces incluso aburrido para el niño.

El desarrollo motor sigue etapas muy precisas por el camino hacia la edad adulta, pero cada niño posee su propio tiempo y se tiene que respetar; por lo tanto, cada uno tiene que recibir estímulos adecuados a las propias capacidades pero también tiene que ser estimulado continuamente para hacerlo mejor.

Cuanto mayores sean los estímulos que se proporcionan al niño, mayor será su capacidad de adaptarse a ellos y por lo tanto de aprender.

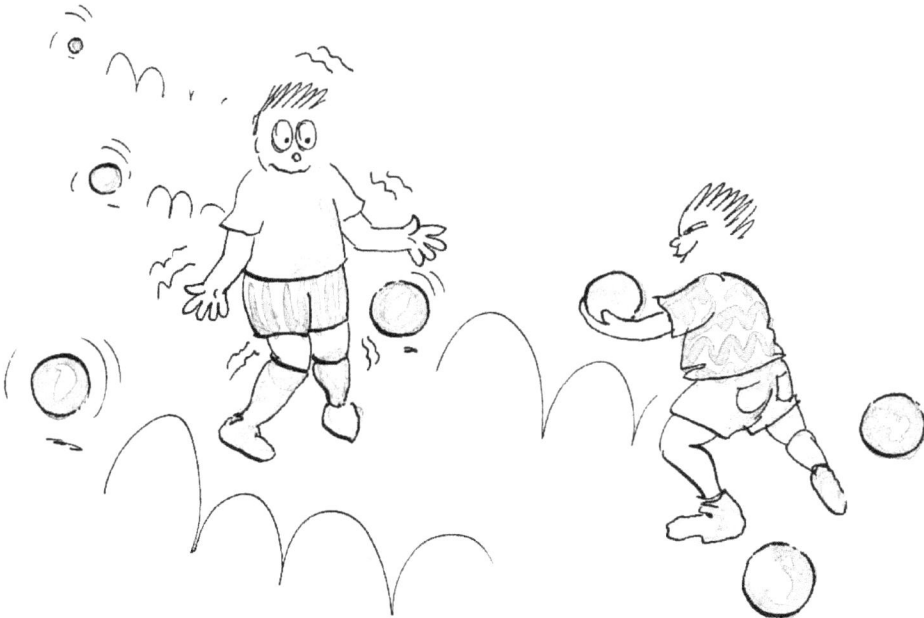

¡LISTOS Y A JUGAR!

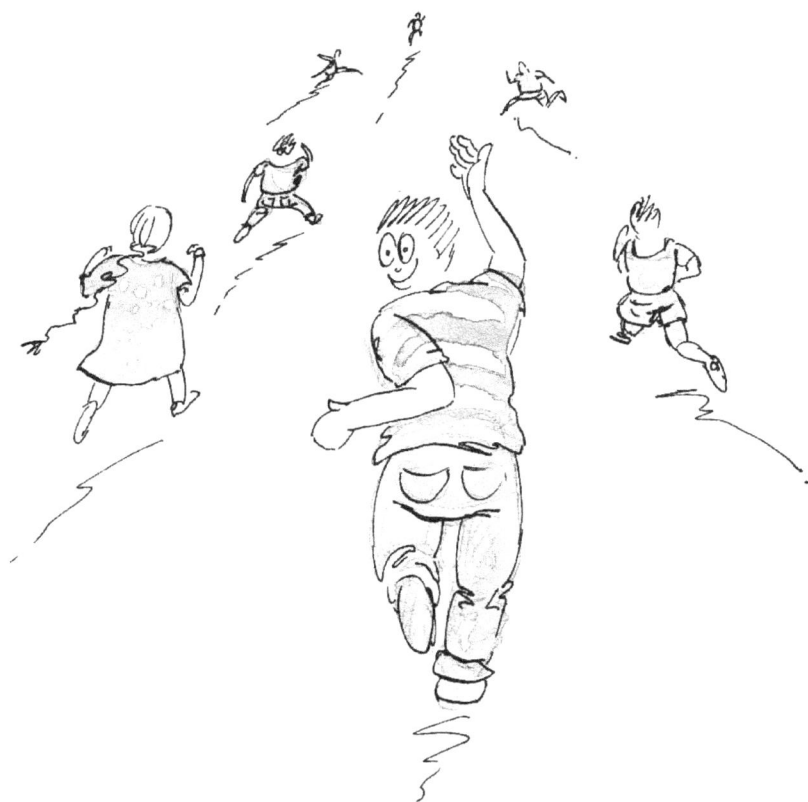

DE UNO A SEIS AÑOS

JUEGOS CON EL CUERPO

Los juegos con el cuerpo no prevén la utilización de ninguna herramienta y son, por ello, los más sencillos de comprender y de realizar. Puede realizarlos el niño por sí solo, ayudado por su madre e incluso con ella, que se convierte de esta forma en una indispensable compañera de juegos.

La estructura osteoarticular y muscular del niño permite que este pueda moverse a su gusto, sin que corra ningún riesgo (si bien para la madre los juegos podrían ser dolorosos, sobre todo para la espalda y las rodillas). Por lo tanto, se aconseja no intentar hacer más de lo que se puede y proceder con cautela a la hora de realizar los movimientos (en particular por lo que se refiere al ejercicio de la rana y del elefante), sobre todo cuando resulten dolorosos.

Para el niño son de gran utilidad y muy divertidos los llamados *juegos de imitación*, en los que se interpreta un papel, se representa un personaje o, sencillamente, se realiza una acción. A través de estos juegos el niño desarrolla la propia sociabilidad, da rienda suelta a la fantasía y además aprende a moverse y a expresarse a través del movimiento.

Los ejercicios de imitación deben ir precedidos de un título que permita identificar rápidamente el propio ejercicio y que estimule la capacidad imitativa del niño, ayudándolo a representar incluso mentalmente el gesto, el objeto o el animal que está a punto de interpretar.

Ejercicio 1

El adulto se dirige al niño diciéndole: «Enséñame cómo pones las manos sobre las orejas». Lo mismo puede repetirse pero con otras partes del cuerpo, como por ejemplo los ojos, las rodillas, el trasero, los pies, la nariz, etc. El ejercicio permite hacer conocer verbal y físicamente cada parte del cuerpo del niño, que de esta forma se vuelve capaz de percibir su existencia.

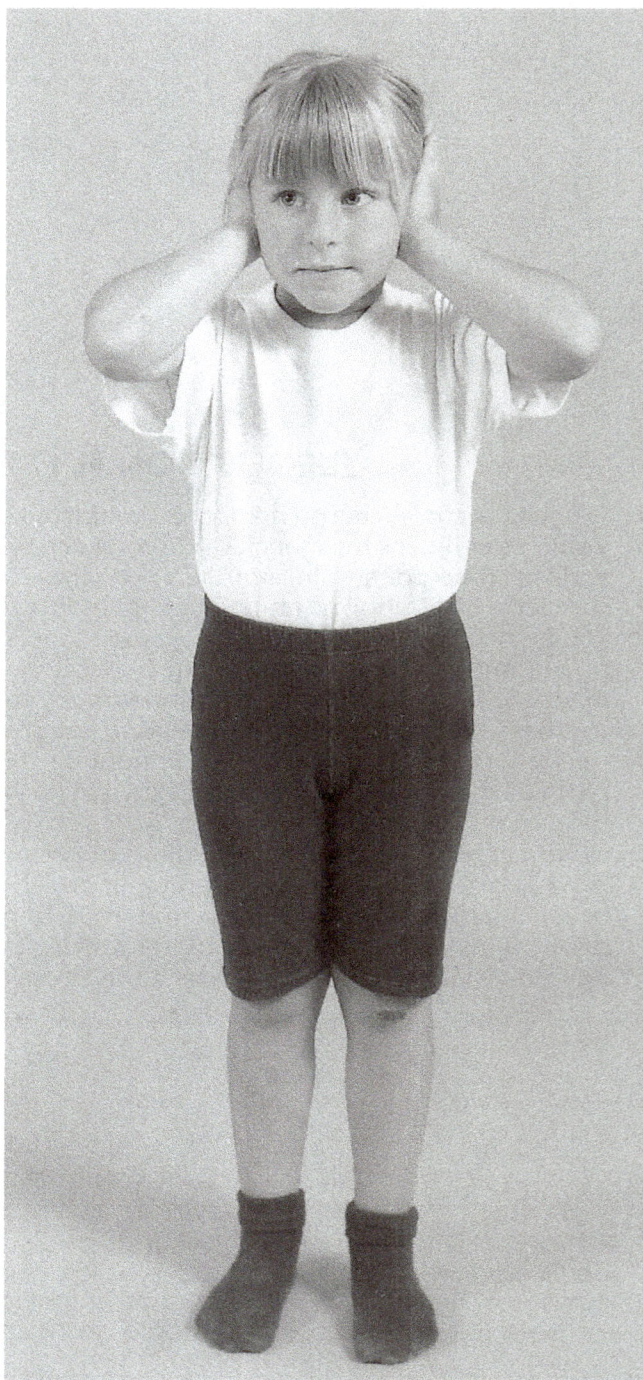

Cuando el niño reconoce las partes de su cuerpo, se le puede pedir que indique las mismas partes sobre el cuerpo de la madre, que se dirige al niño de la siguiente forma: «Enséñame cómo pones las manos sobre mis orejas». Cuando haya adquirido el conocimiento de las distintas partes del cuerpo sobre sí mismo, pedimos al niño que realice el paso que le permite transferir sobre otra persona los conocimientos relativos a sí mismo aprendidos hasta el momento, desplazando de esta forma la propia atención de sí mismo hacia el mundo exterior.

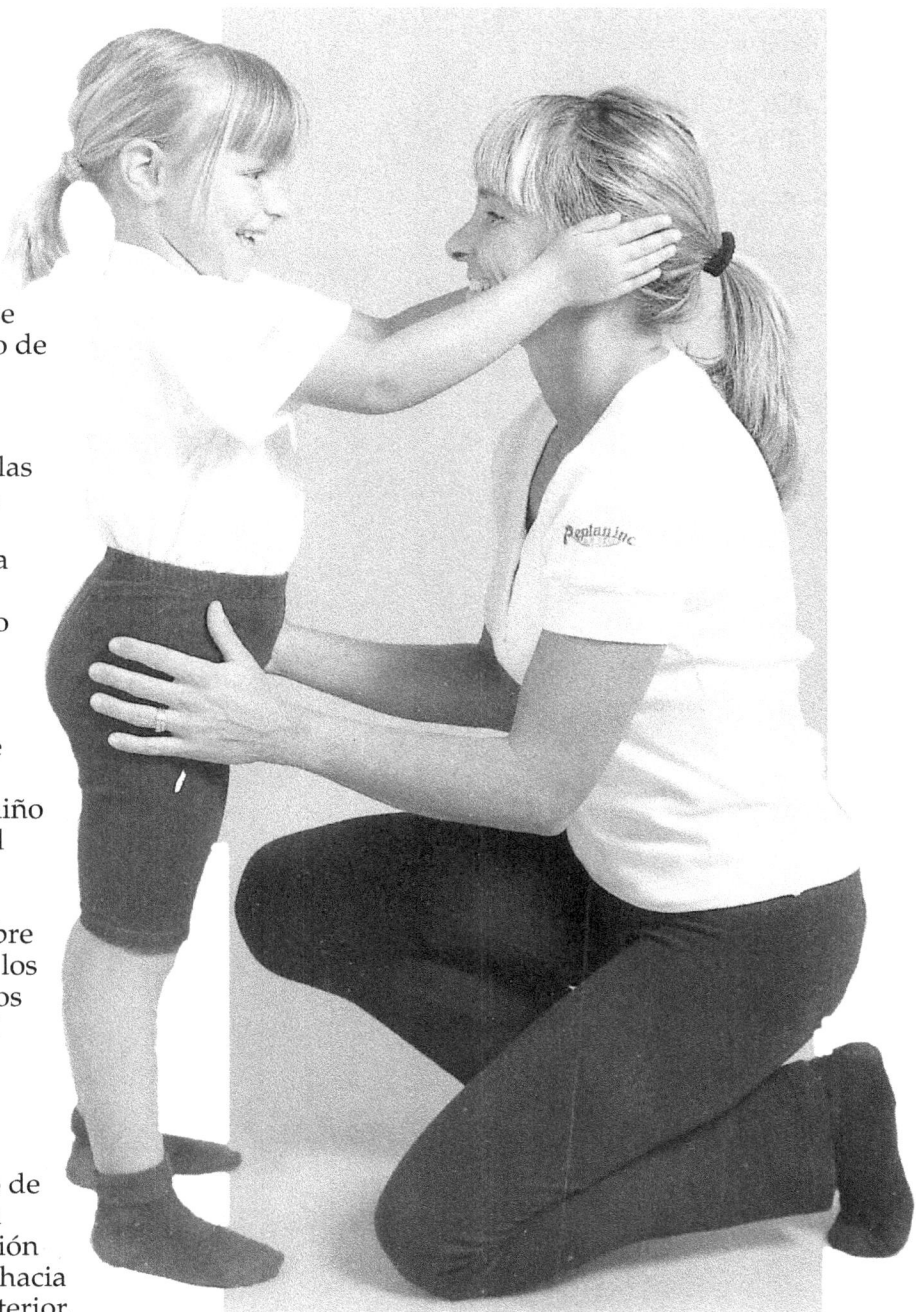

El elefante

«Hagamos el elefante» dice la madre, invitando al niño a doblarse hacia delante con el tronco, colocando las palmas de las manos hacia abajo, cerca de los pies, y los brazos estirados para representar la trompa.

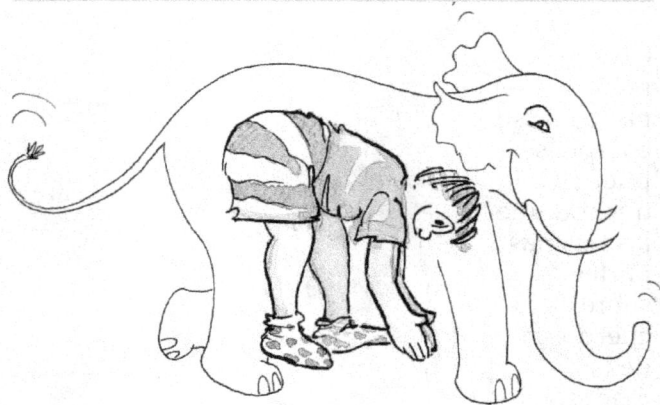

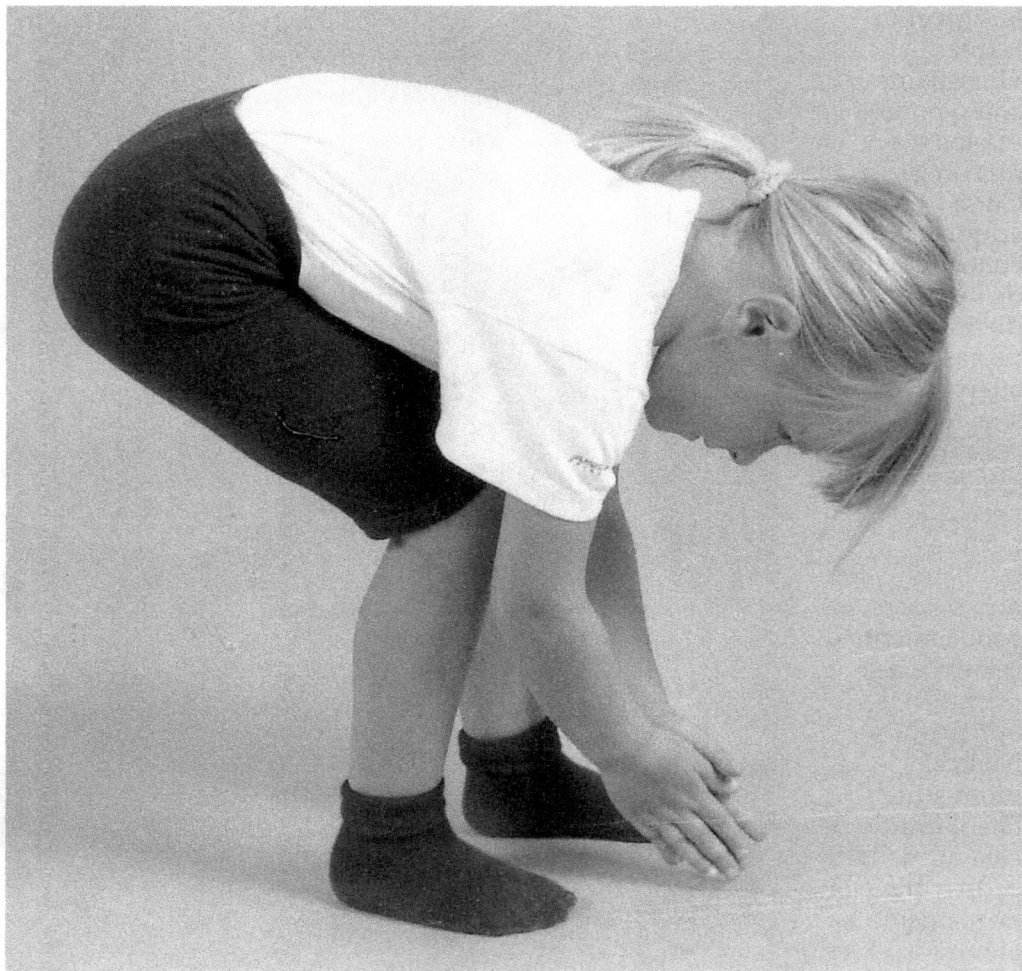

La rana

«Hagamos la rana» dice
la madre. El niño la
imitará con los pies
separados, las rodillas
dobladas y las manos
apoyadas en el suelo
delante de los pies,
preparándose para saltar
hacia delante.

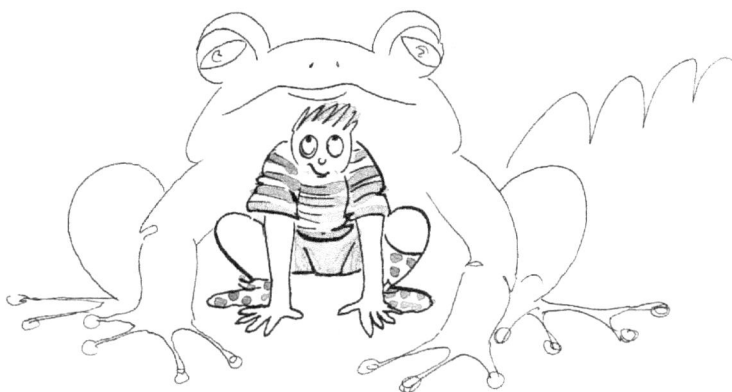

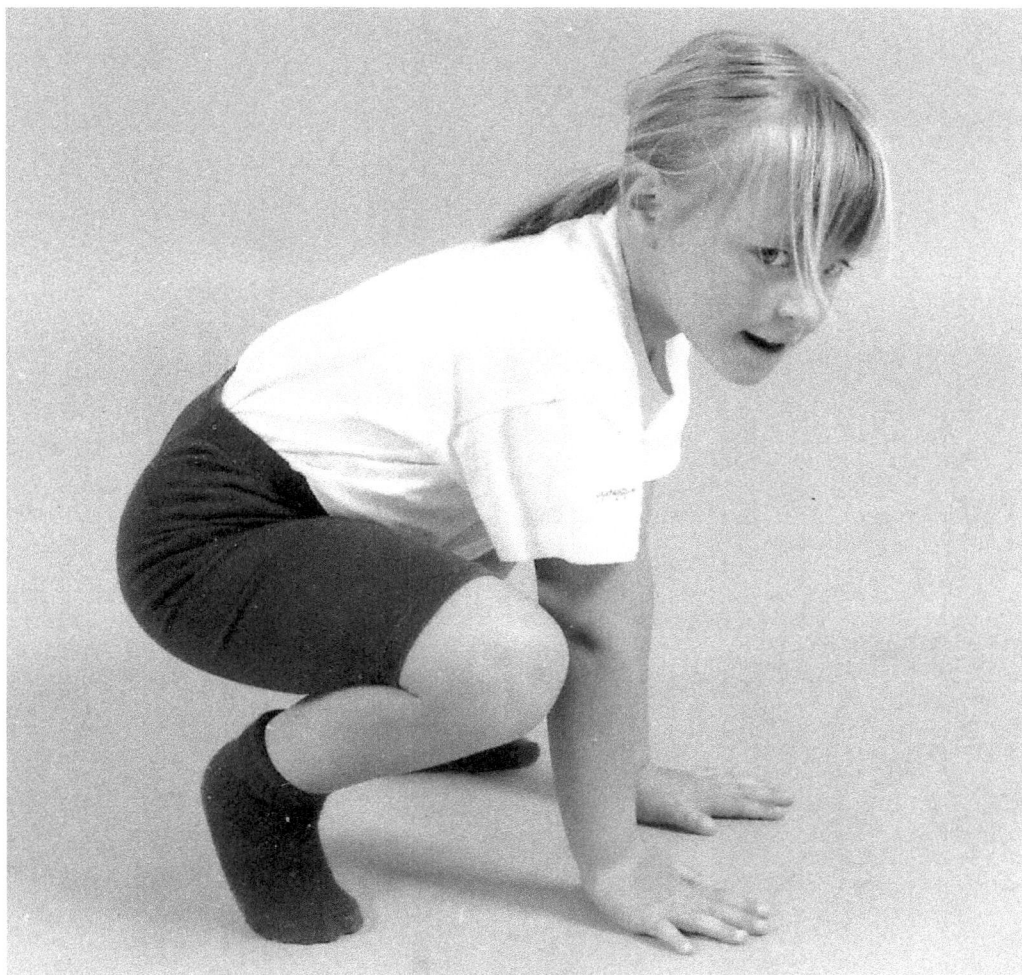

La marioneta

«Hagamos la marioneta»
dice la madre, invitando
al niño a imitar los
movimientos de las
marionetas, moviendo
a golpes los brazos y las
piernas y manteniendo
una cierta rigidez
del tronco.

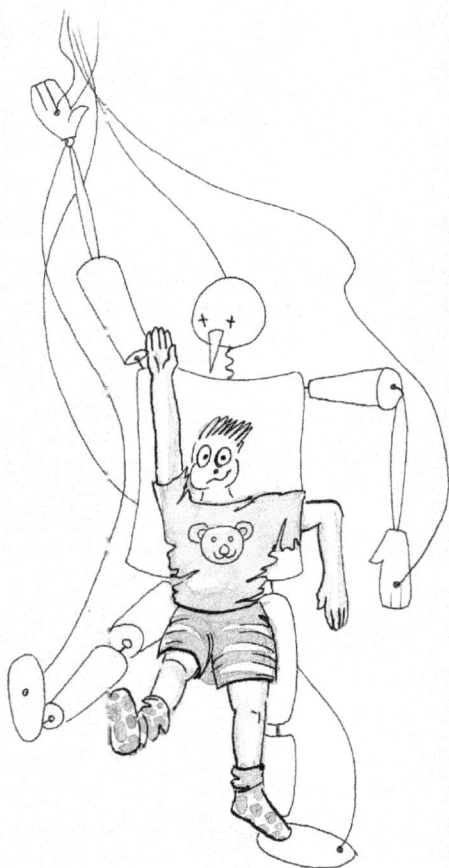

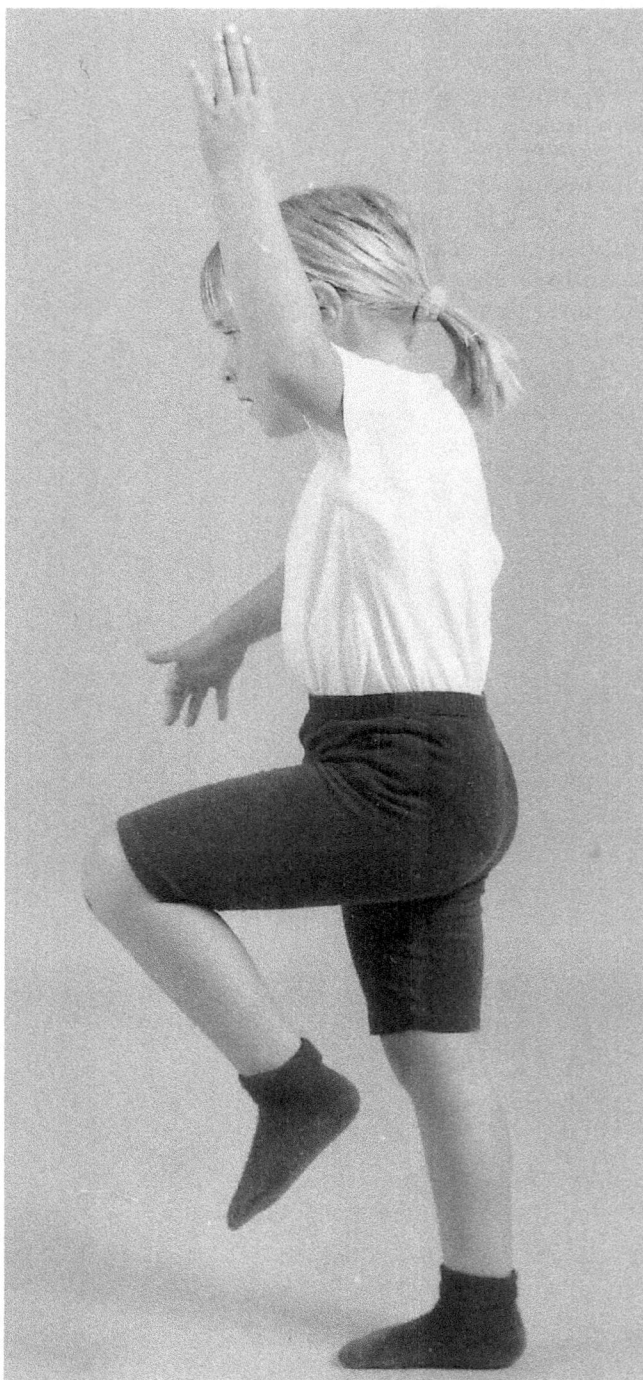

El árbol

«Imitemos un árbol azotado por el viento» dice la madre, invitando al niño a que estire las piernas y junte los pies para imitar el tronco, mientras levanta los brazos y los mueve como si fueran ramas sacudidas por el viento.

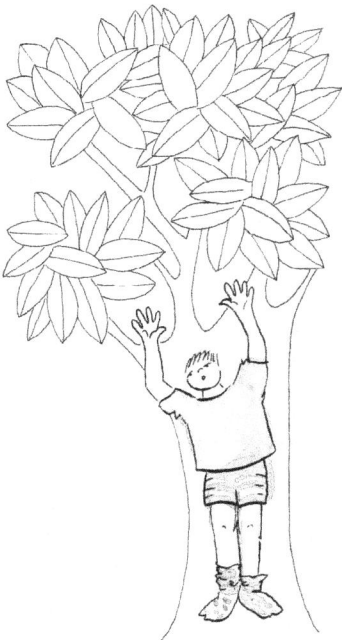

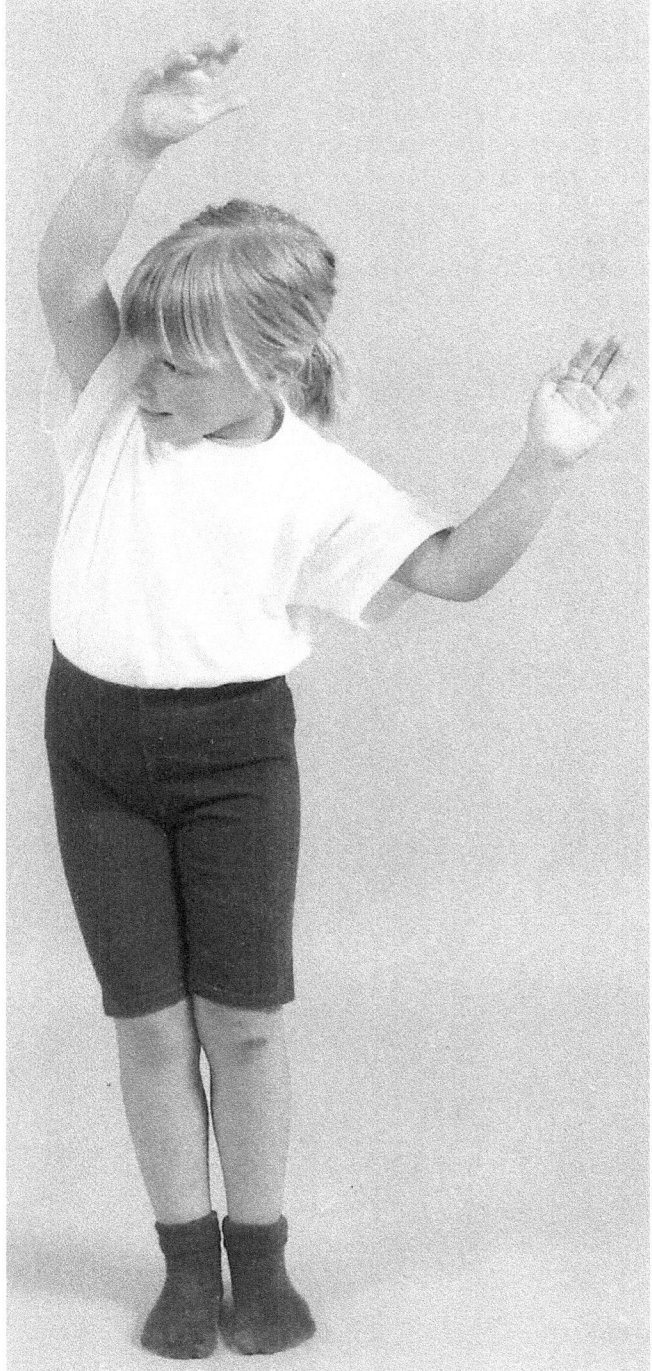

La flor
que se despierta

«Hagamos la flor que se despierta por la mañana» dice la madre, invitando al niño a ponerse en posición recogida, con las piernas dobladas y el tronco y la cabeza doblados. Desde esta posición el niño se levanta separando progresivamente los brazos, la espalda, las piernas y llevando los brazos (los pétalos) hacia fuera.

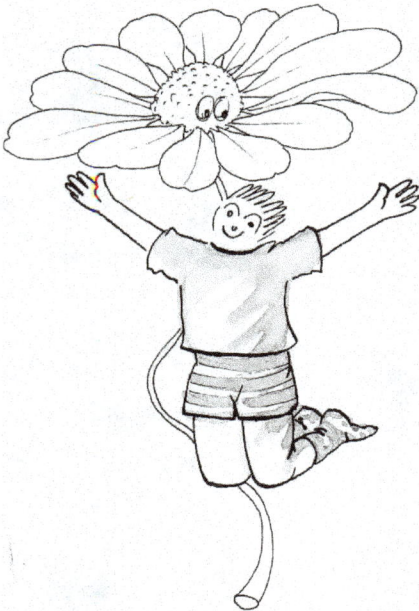

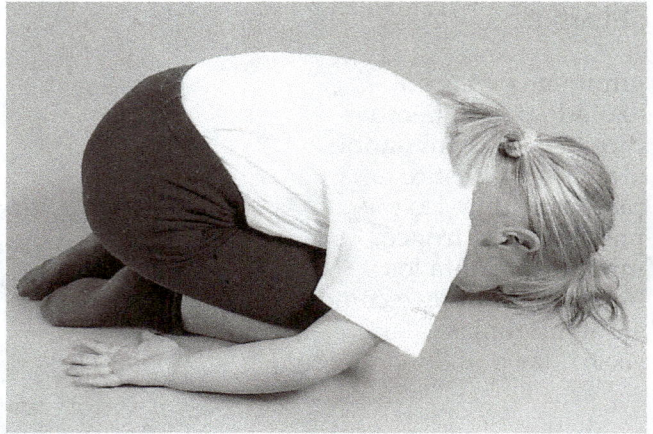

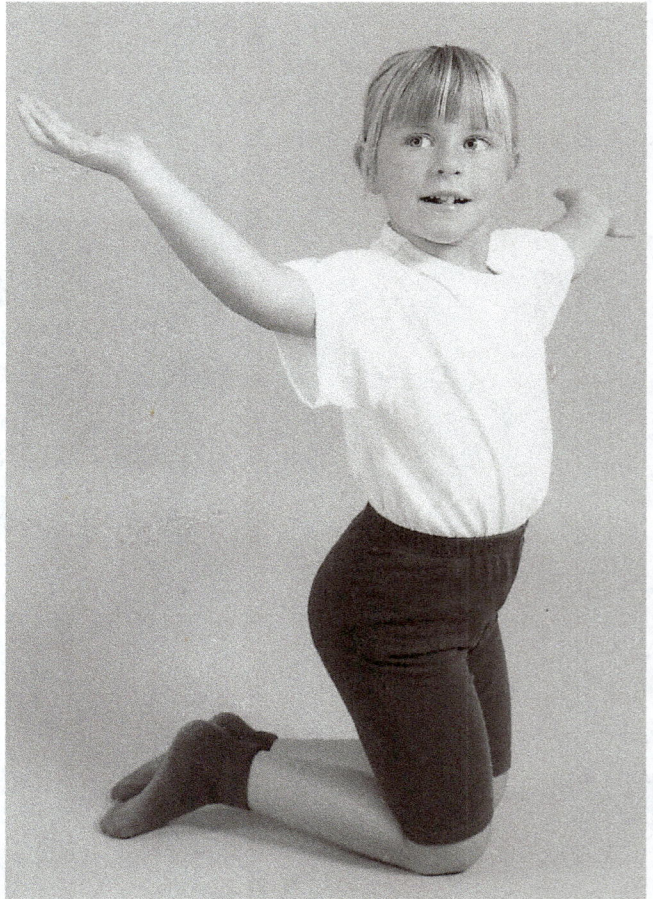

La flor
que se duerme

El niño tiene que realizar los mismos movimientos del ejercicio anterior pero invirtiendo la secuencia.

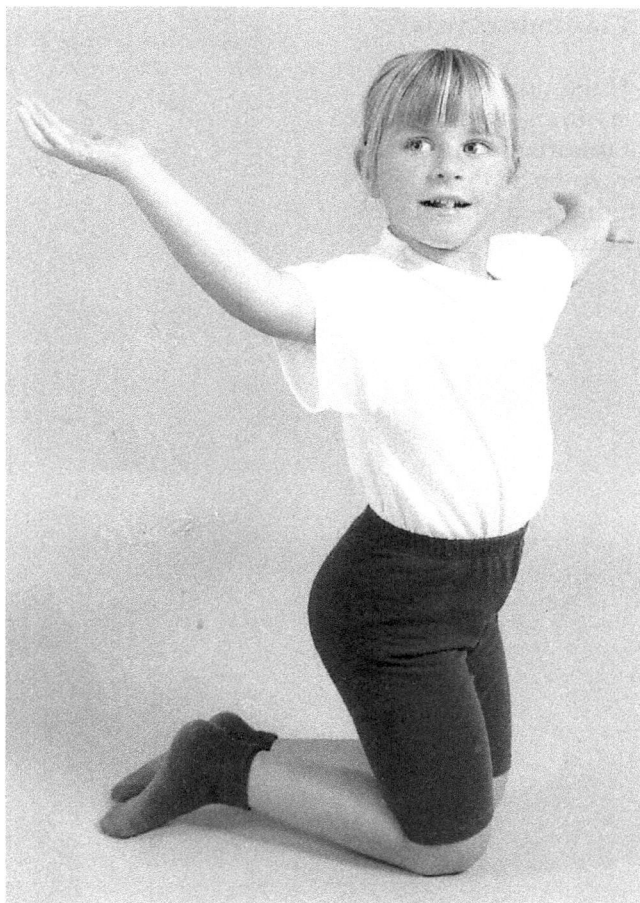

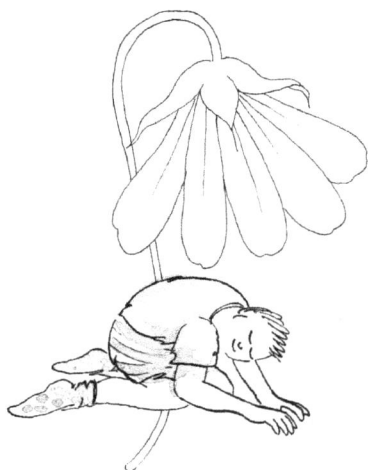

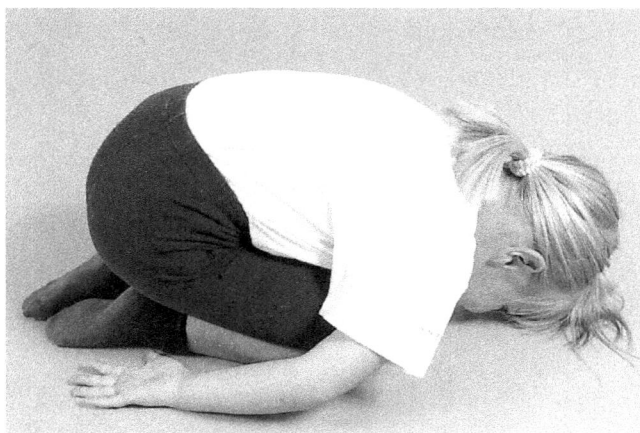

Clavando clavos

«Hagamos ver que clavamos un clavo» dice la madre estirando un brazo hacia delante mientras dobla y estira el otro.

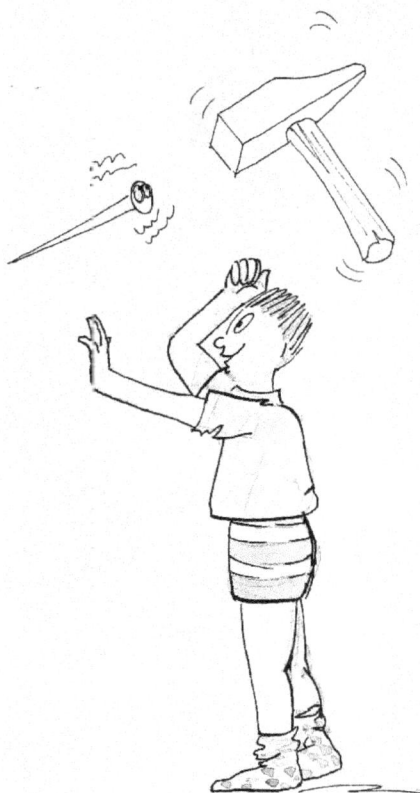

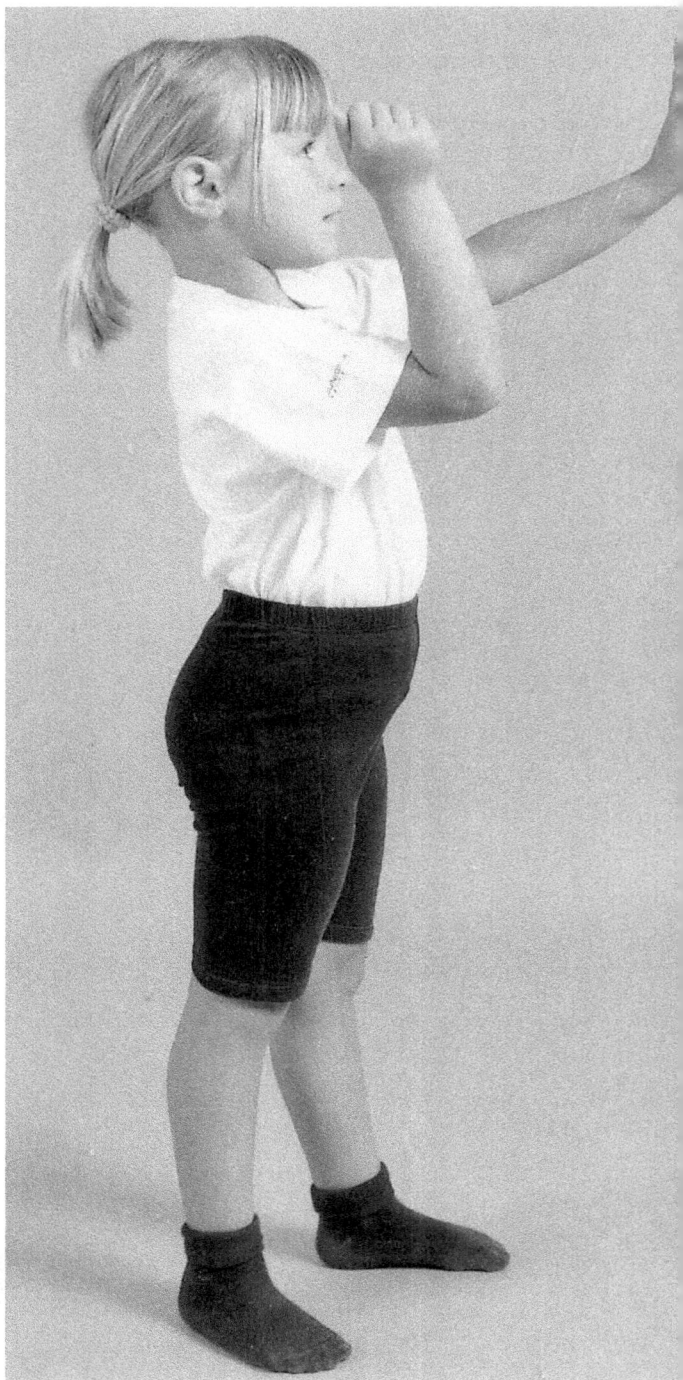

El indio y la caballería

«Hagamos como los indios que escuchan con la oreja en el suelo para saber si llega la caballería» dice la madre, invitando al niño a que se arrodille, haciendo ver que escucha el ruido de los caballos.

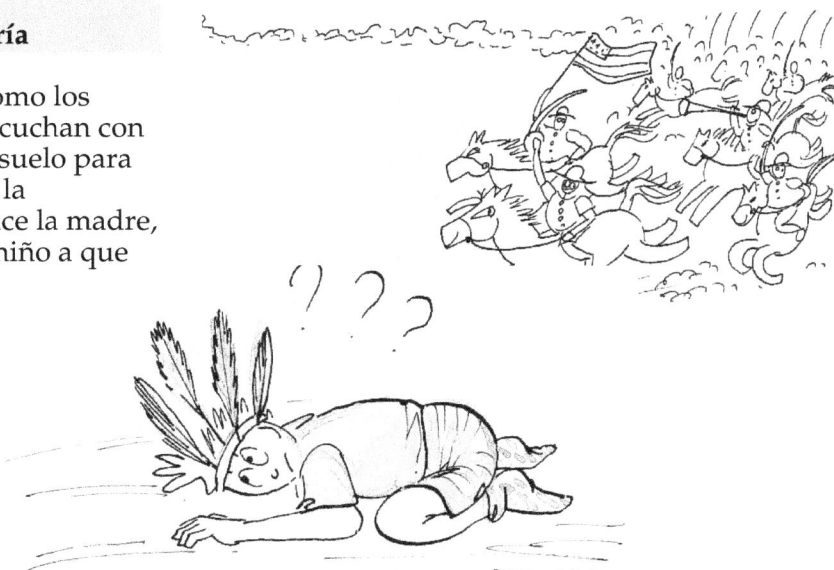

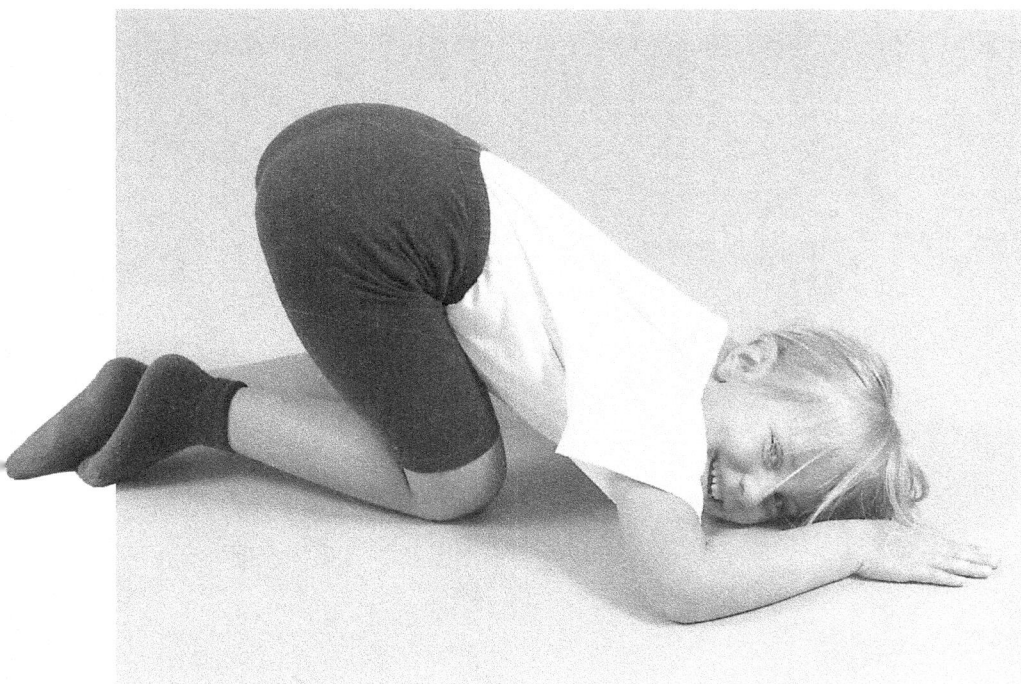

La madre pide al niño
que camine y que dé
palmas cuando apoye
cada pie. De esta forma
el niño aprende a
percibir el movimiento
del propio cuerpo
mientras camina y, de
forma particular, del
propio pie en el
momento exacto en el
que toca el suelo,
poniéndolo en
relación con una
sensación sonora
producida por él
mismo (la
palmada): tiene
que realizar dos
movimientos
(apoyo del
pie y
palmada)
que
producen
un efecto
sonoro de
forma
coordinada.

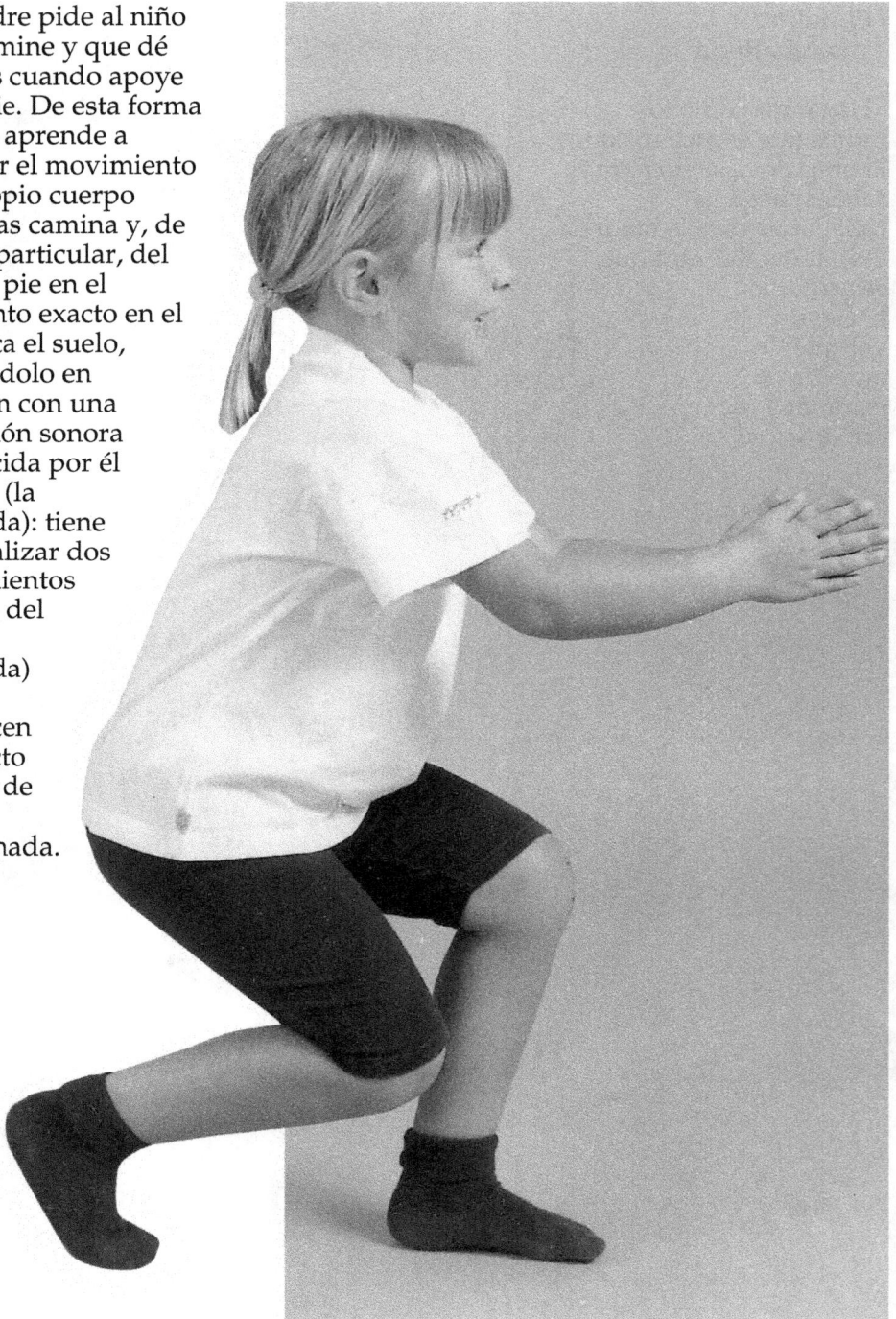

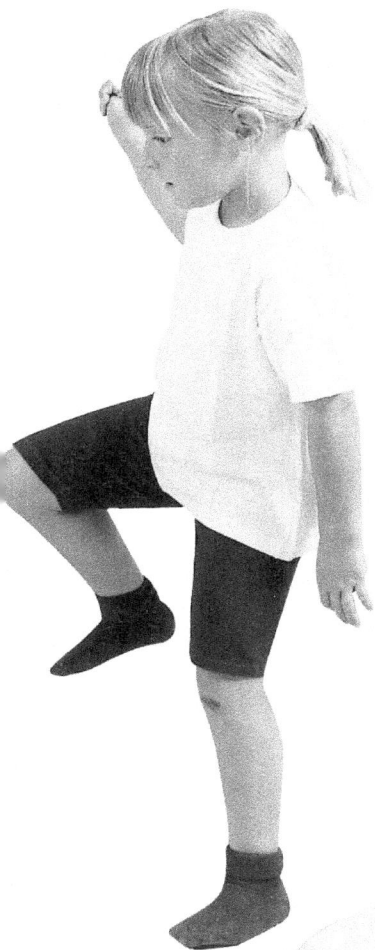

El niño camina libremente; cuando su madre da una palmada se detiene sobre un pie.

Cuando da dos palmadas se detiene sobre una mano y un pie.

También a través de este sencillo ejercicio se pone en juego el sentido del ritmo, además del equilibrio, necesario para mantener una posición estable.

La sensación sonora no la produce el propio niño como en el ejercicio anterior sino que proviene del exterior; por esta razón tendrá que estar muy atento a las palmadas que oirá, ya que tiene que combinar con una sensación auditiva un gesto que lo ocupa desde el punto de vista de coordinación y equilibrio.

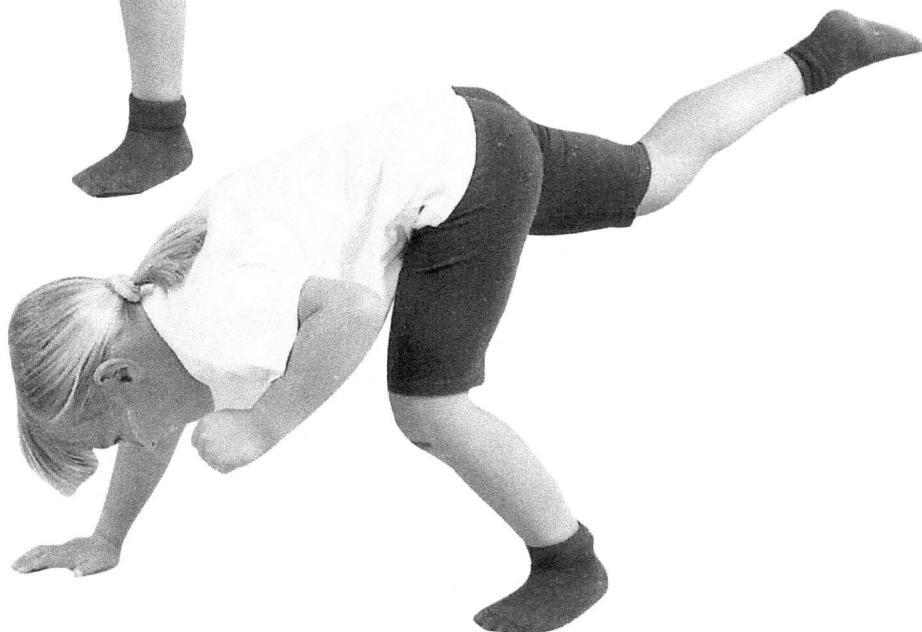

El semáforo

La madre explica al niño que a cada color del semáforo le corresponde un movimiento: menciona los distintos colores invitando al niño a realizar la acción correspondiente.

Por ejemplo:

Verde = Caminar
Amarillo = Correr
Rojo = Detenerse

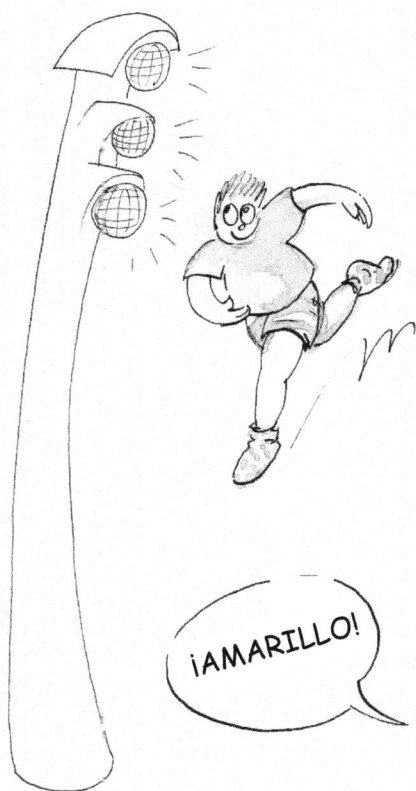

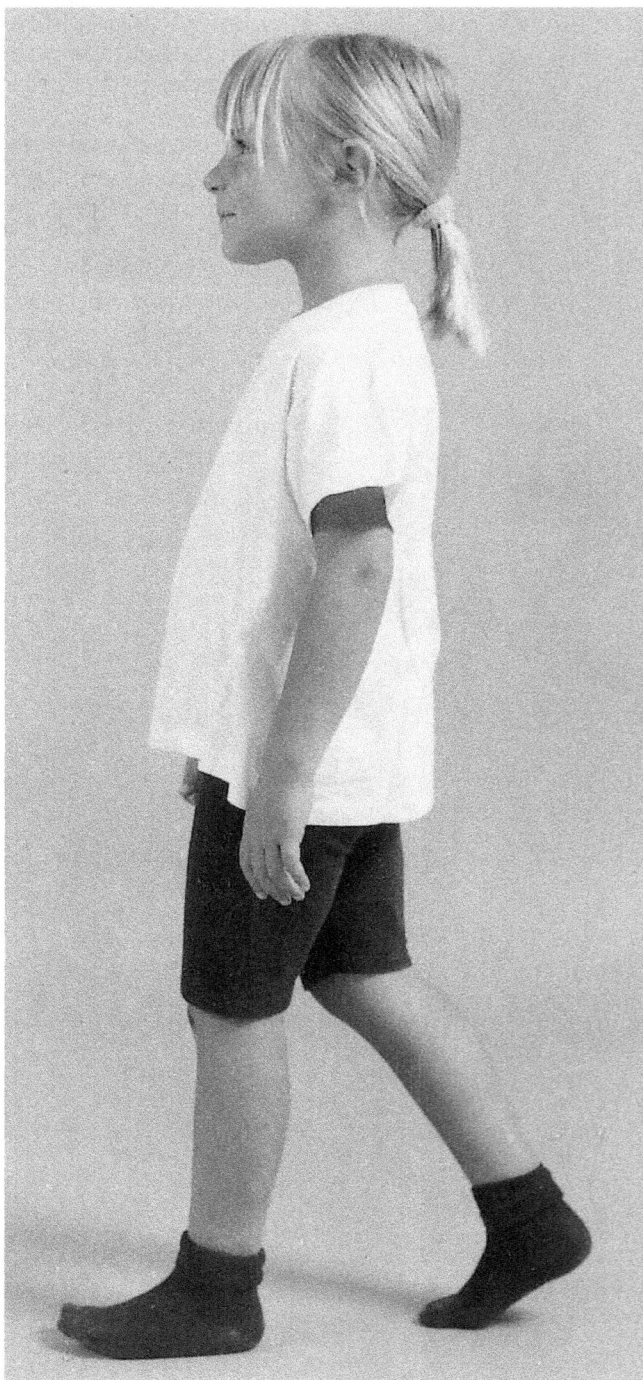

¡AMARILLO!

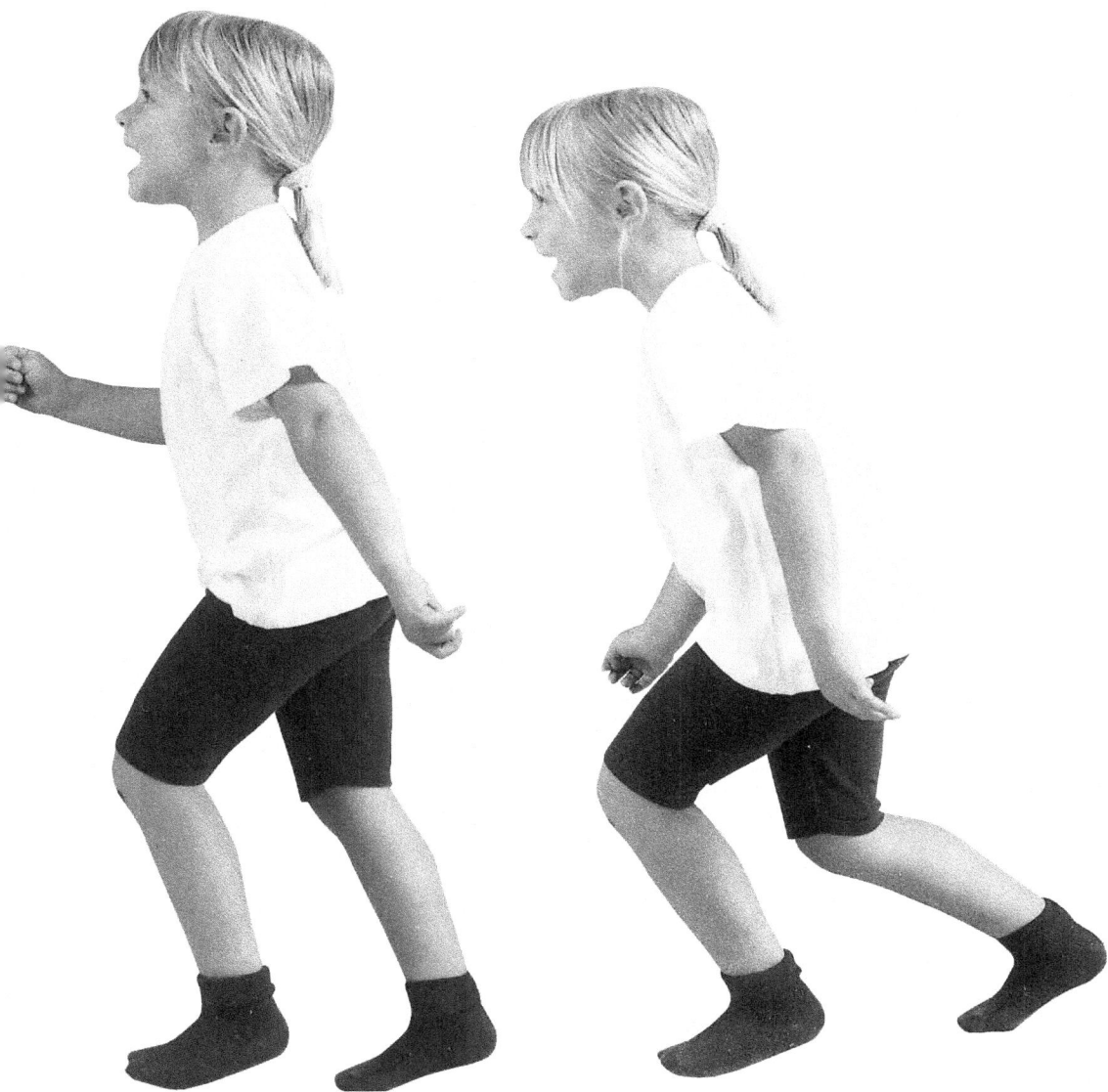

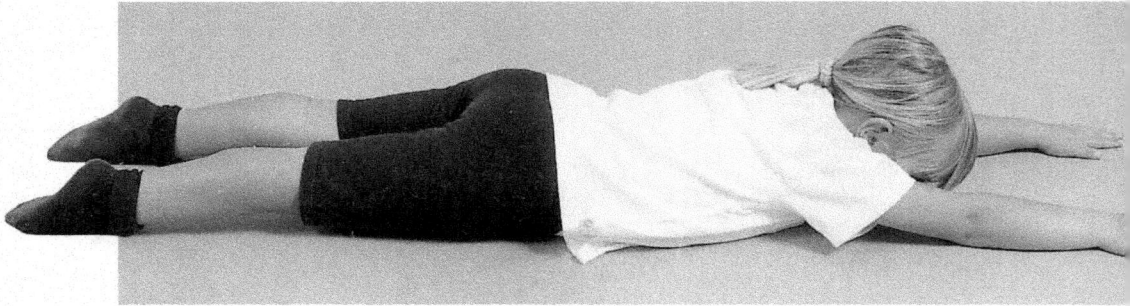

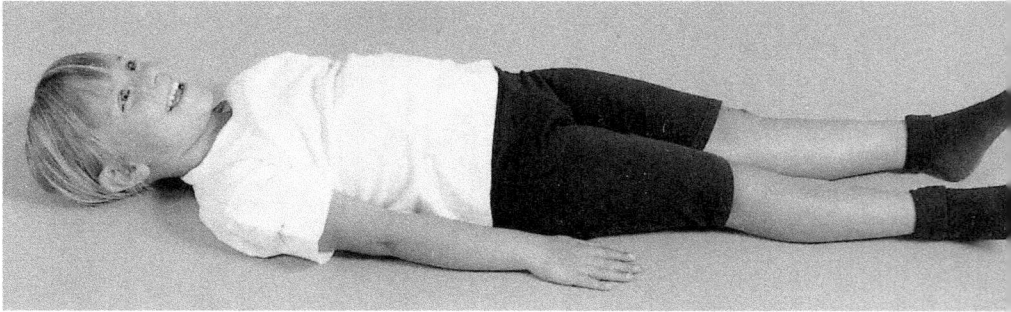

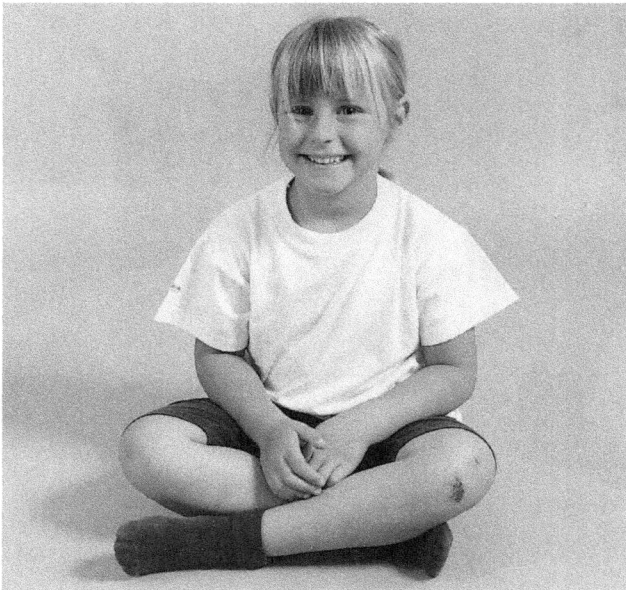

O también:
Verde = Prono;
Amarillo = Supino;
Rojo = Sentado.

O también:
Verde = Correr;
Amarillo = Detenerse
sobre un pie;
Rojo = Sentarse.

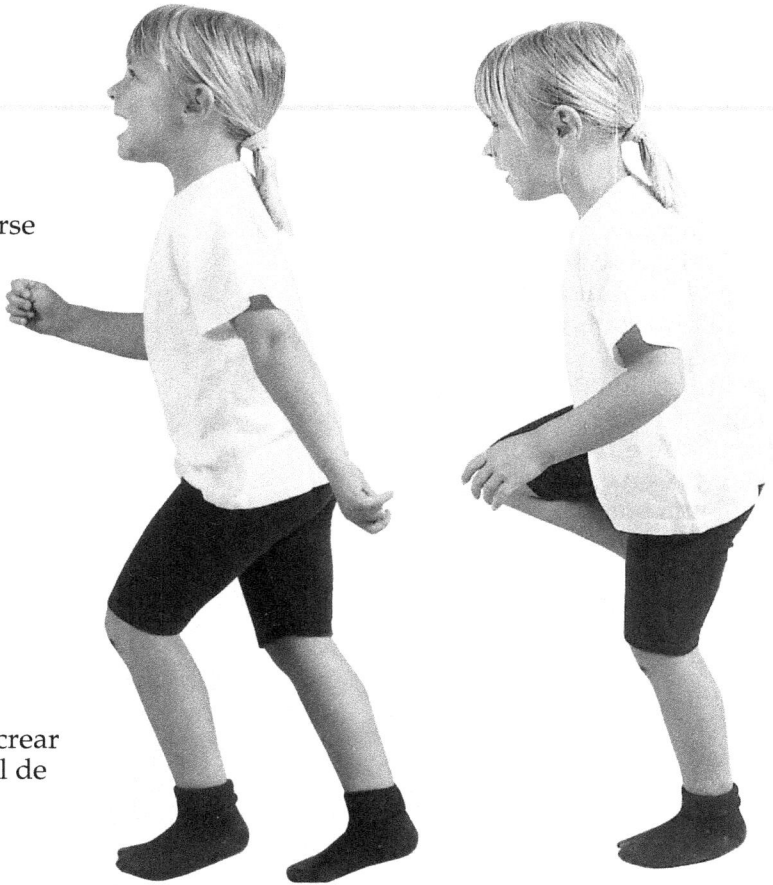

De este modo se estimula al niño a crear una imagen mental de la acción que debe realizar (ya sea caminar, correr o detenerse) relacionándola con una indicación verbal. El mismo juego puede realizarse sustituyendo los colores del semáforo con otro tipo de indicación verbal, como, por ejemplo, nombres que correspondan a acciones diferentes:
María = caminar;
Juan = correr;
Francisco = detenerse.
O también con una indicación sonora:
Una palmada = prono;
Dos palmadas = supino;
Tres palmadas = sentado.

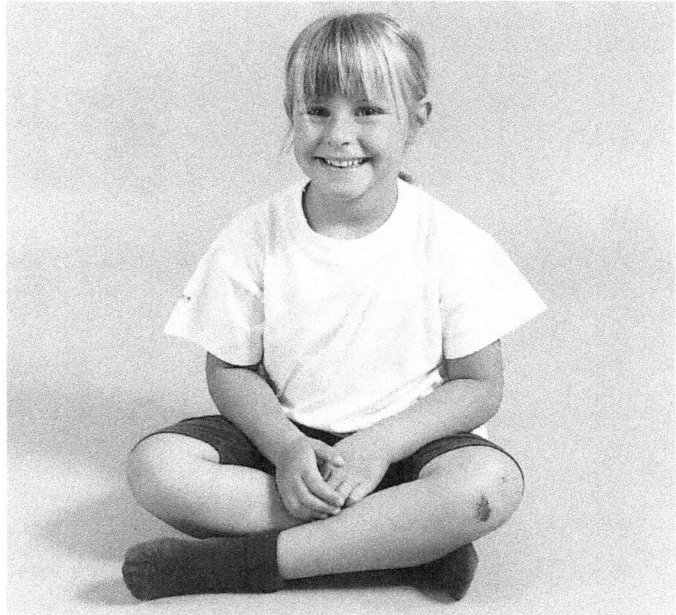

El equilibrista

El niño situado sobre algo (silla, escalón, maleta) mantiene el equilibrio sobre un único pie.
La utilización de algo donde subirse permite hacer que este sencillo ejercicio, en el que se pide una buena capacidad de equilibrio en situación estática, sea algo más complicado.

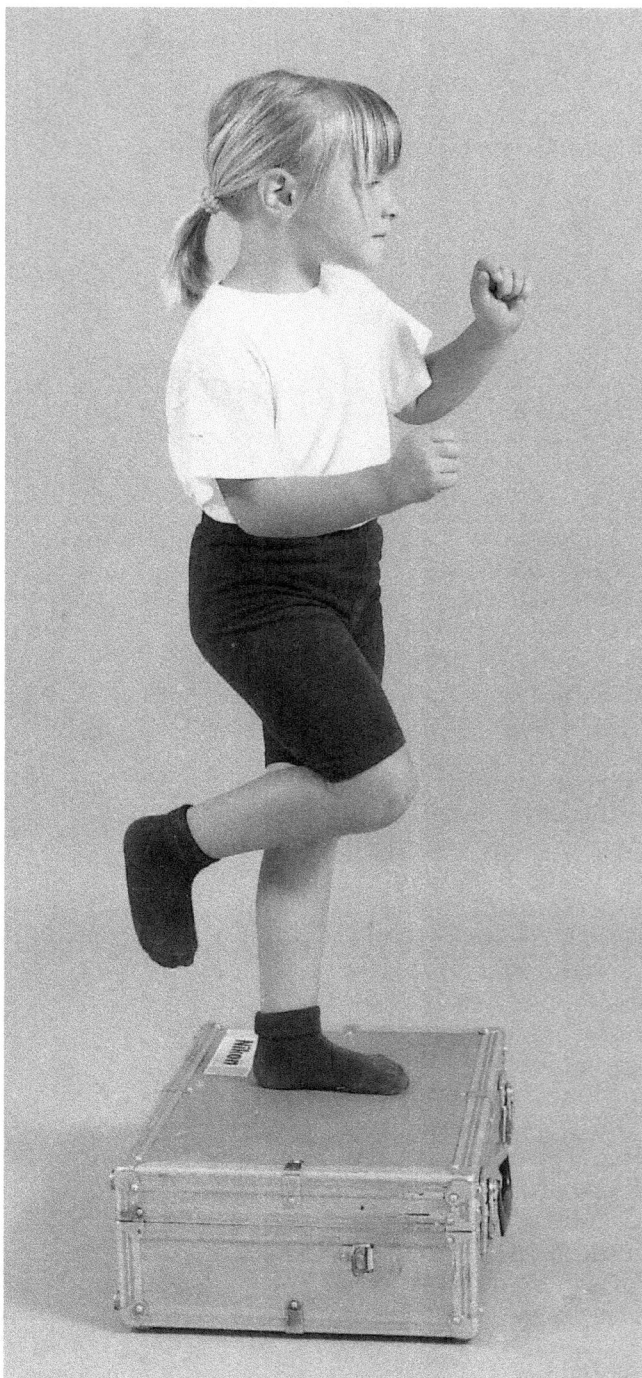

El equilibrista que sube y baja

El niño sube y baja de espaldas a algo (silla, escalón, maleta).

De esta forma se pide al niño que realice un gesto coordinado: al caminar hacia atrás, no es capaz de ver el objeto sobre el que está subiendo, ni el terreno al que desciende, y estará muy atento a las sensaciones táctiles procedentes del apoyo del pie. La atención y la coordinación que se necesitan contribuyen a la construcción del esquema corporal por parte del niño.

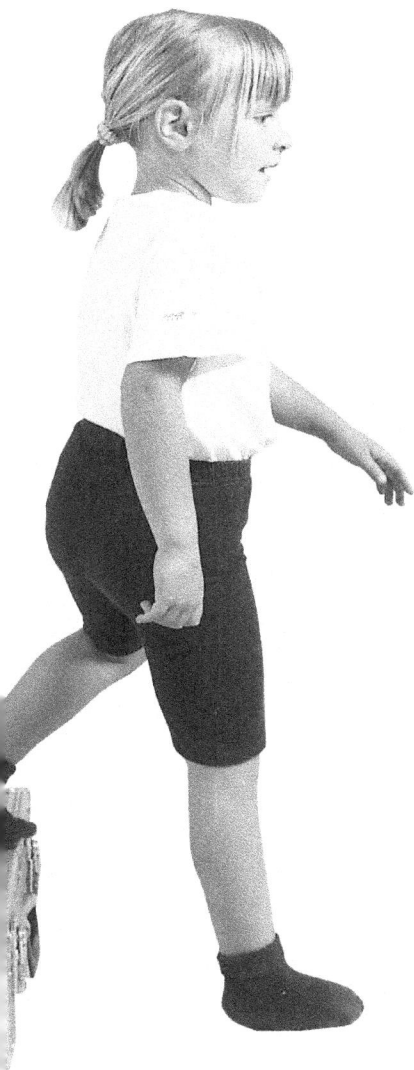

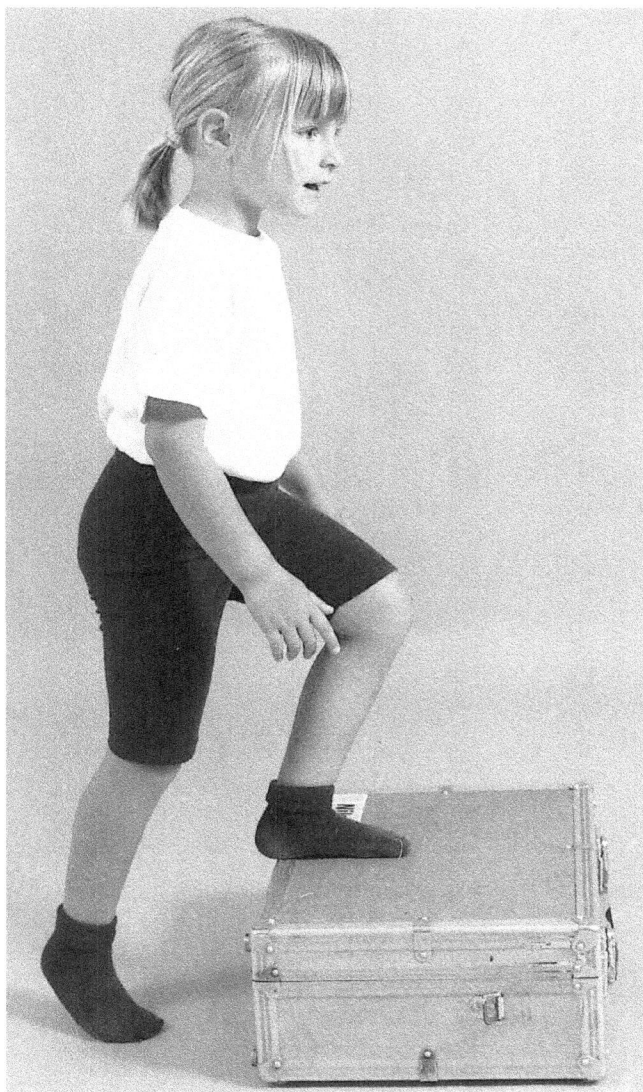

La madre se coloca en el suelo lo más encogida posible. Pide al niño que le pase por encima. El mismo juego puede realizarse invirtiendo los papeles. A través de este ejercicio se pone en juego el esquema básico de superar un obstáculo.

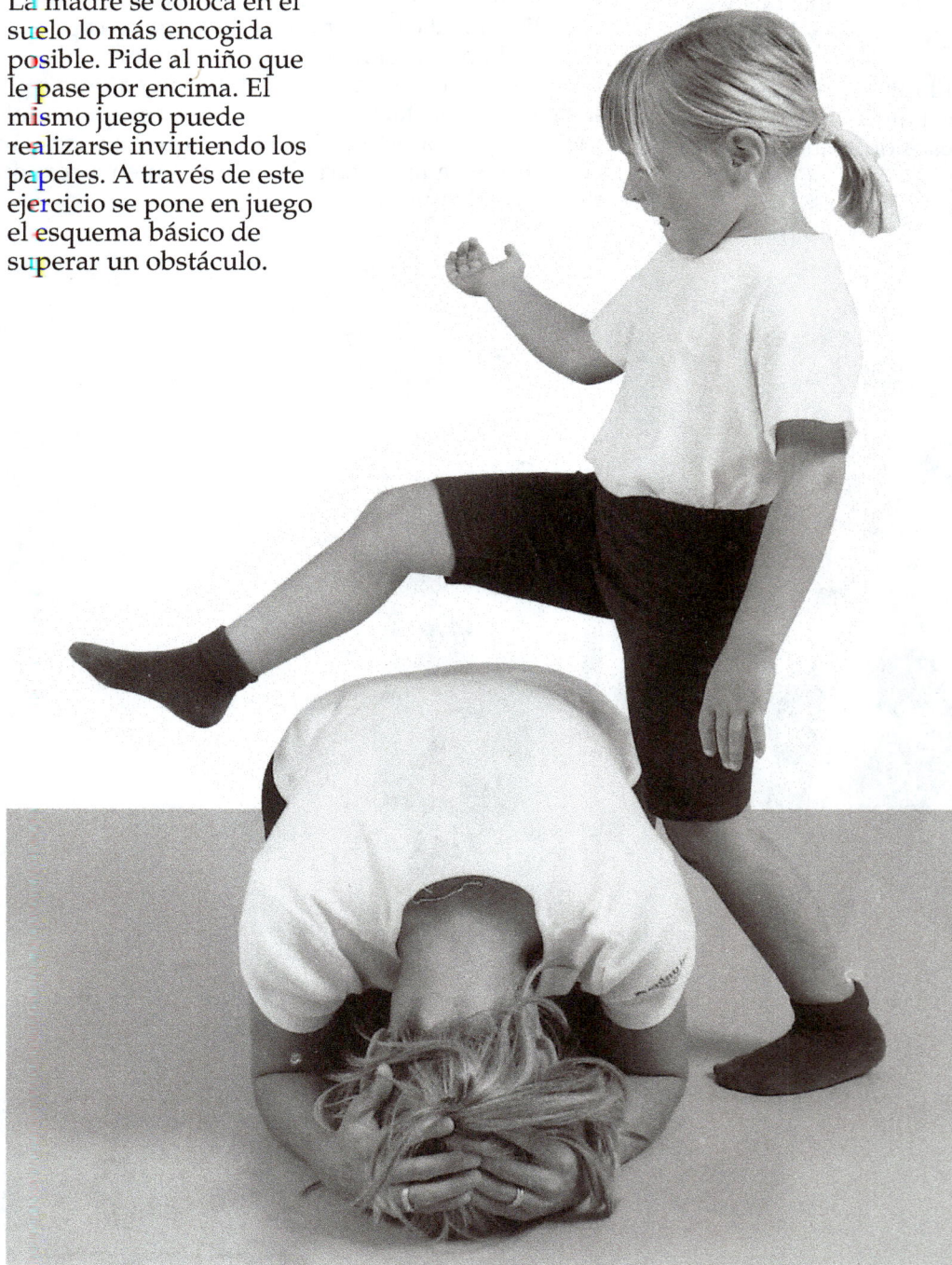

El tronco de árbol

El niño imita a un tronco, se estira boca arriba con los brazos levantados: la madre lo coge por las manos y lo arrastra.

El mismo juego puede realizarse invirtiendo los papeles; la madre tendrá que ayudar entonces al niño, empujándose con los pies.
A través de este juego se activa el esquema motor de arrastre, tanto activo como pasivo, lo que permite que el niño desarrolle su fuerza.

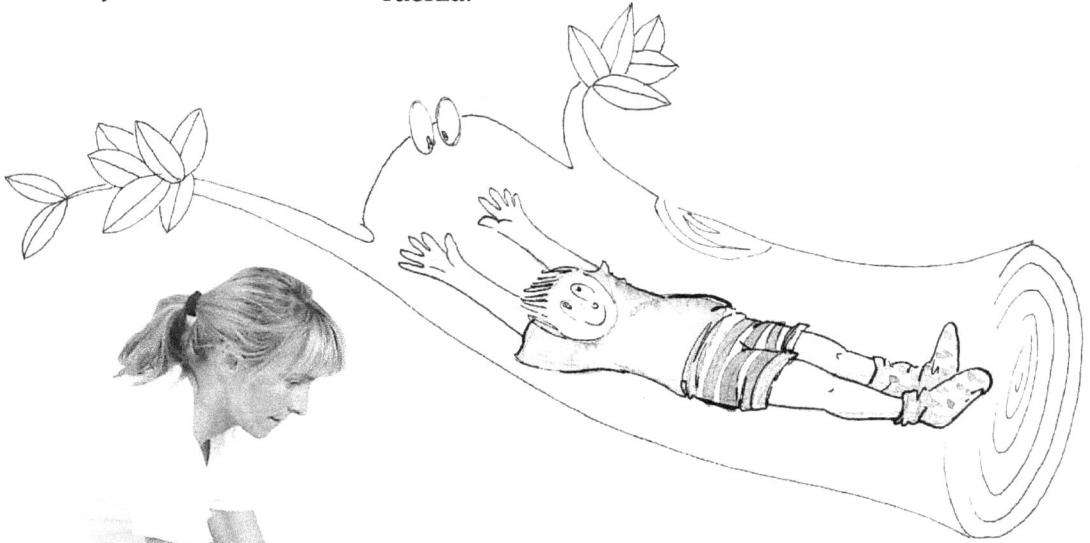

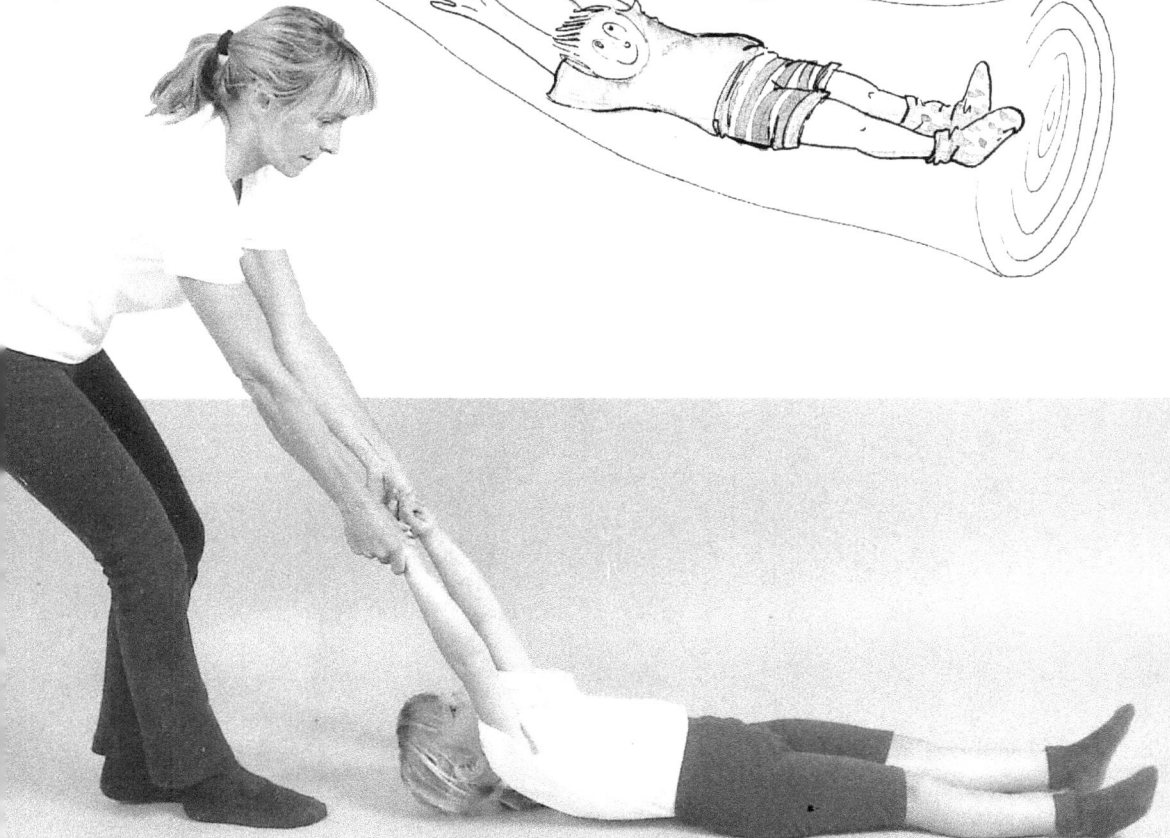

La madre se pone boca abajo apoyándose en las manos con los brazos rectos y en los pies con las piernas también rectas: el niño debe intentar que caiga empujándola hacia abajo por atrás.

Se trata de un juego de fuerza en el que a pesar de que es poco probable que el niño venza a su madre por sí mismo, esta deberá ceder ante su esfuerzo.

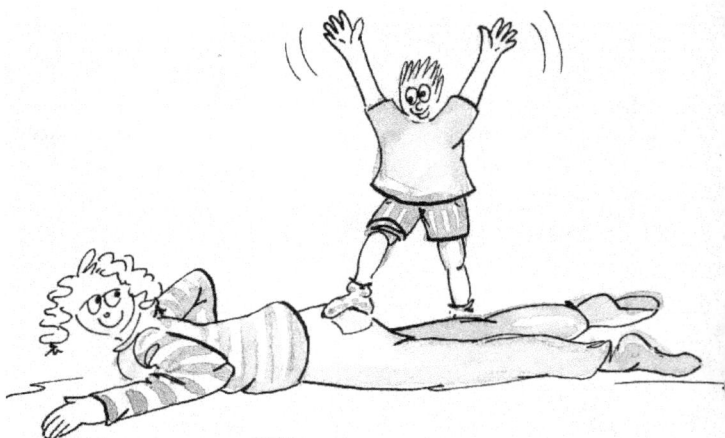

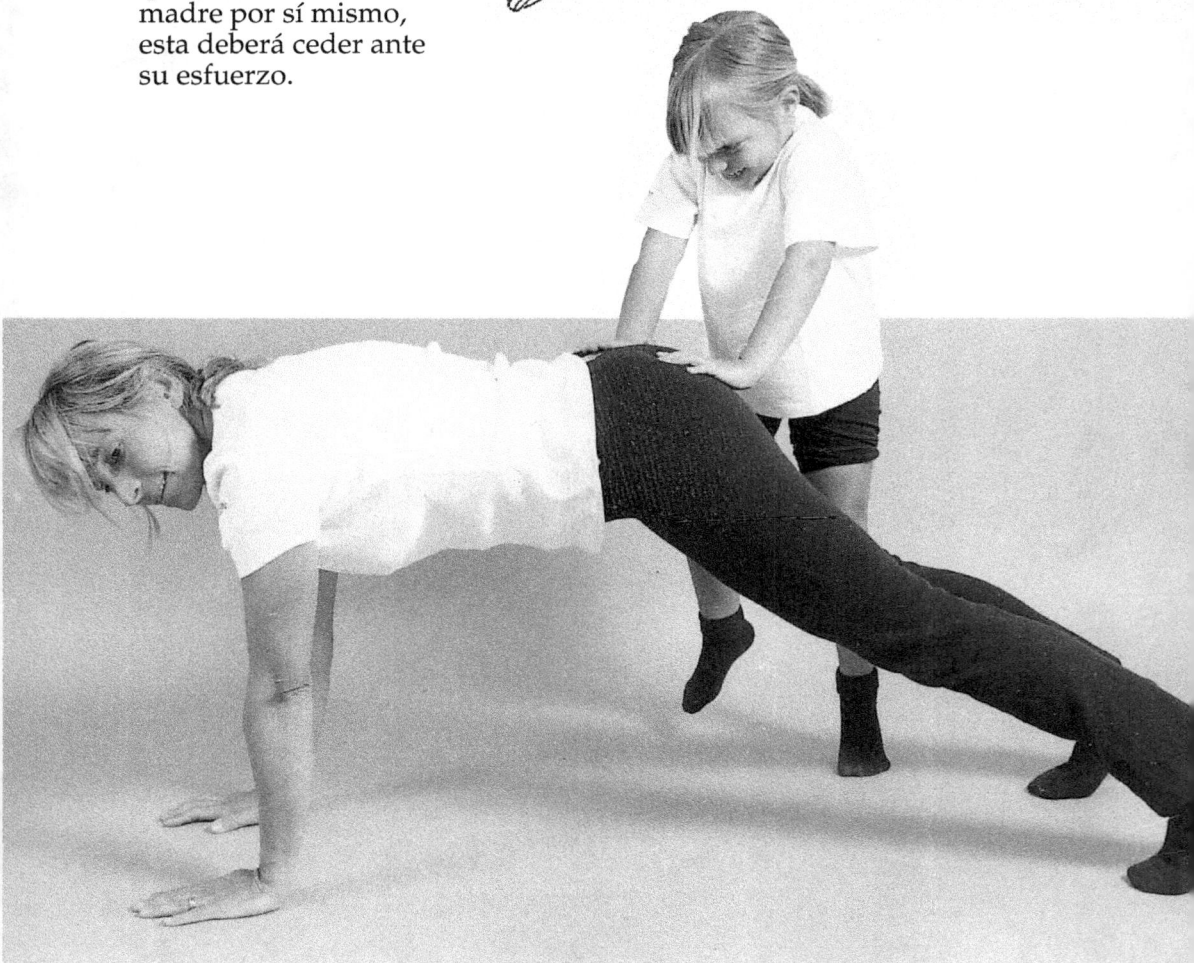

El túnel

La madre se pone boca abajo como en el ejercicio anterior pero con las caderas más levantadas (véase ejercicio 18) y con las piernas separadas; el niño *hace el tren* pasando debajo de su madre por un lado, por el otro y entre las piernas. El niño se mueve en este caso como quiere, caminando o a gatas; de esta forma aprende los conceptos de encima y debajo, delante y detrás, y derecha e izquierda.

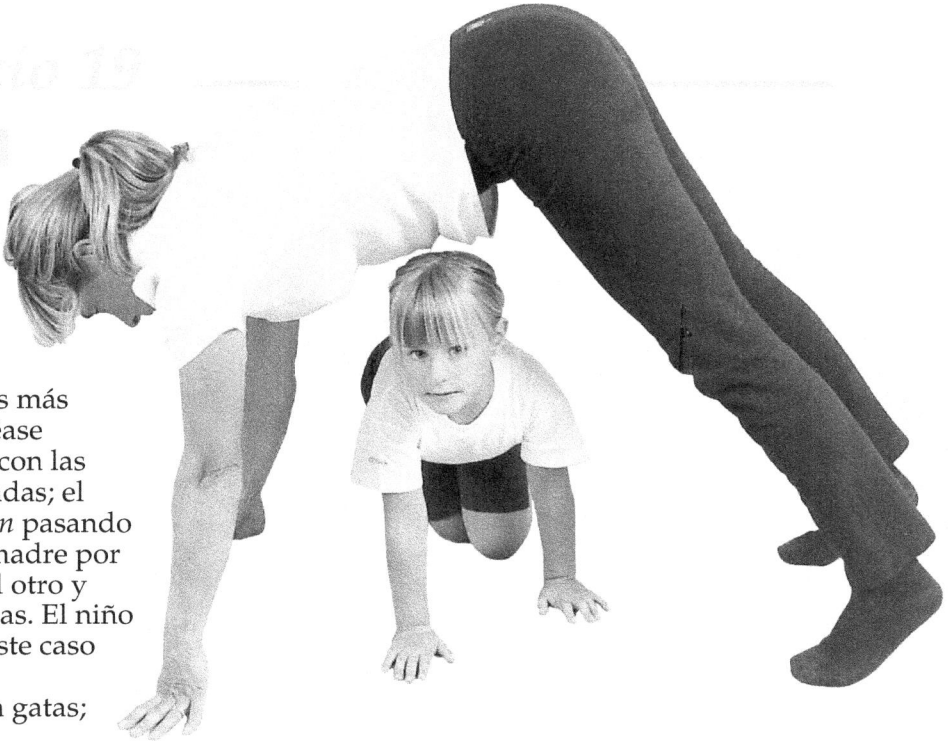

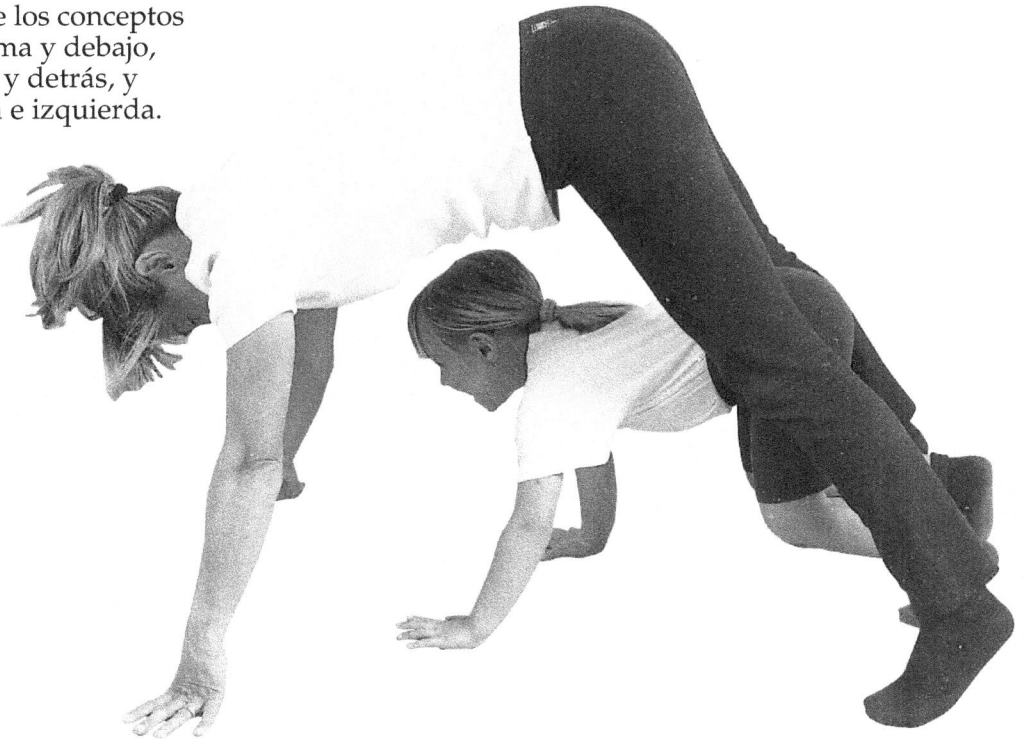

Ejercicio 20

El caballo

La madre se pone de cuatro patas pero boca arriba; con las piernas dobladas y el cuerpo en posición horizontal. El niño se coloca encima de la madre como si se tratara de un caballo. Este juego, además de divertir al niño y crear una cierta complicidad con la madre, lo ayuda a aprender a mantener el equilibrio en situaciones particulares.

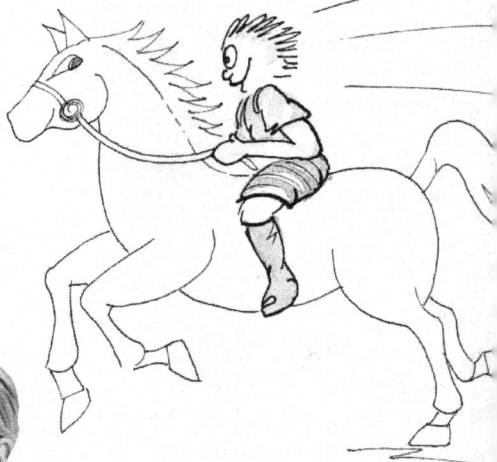

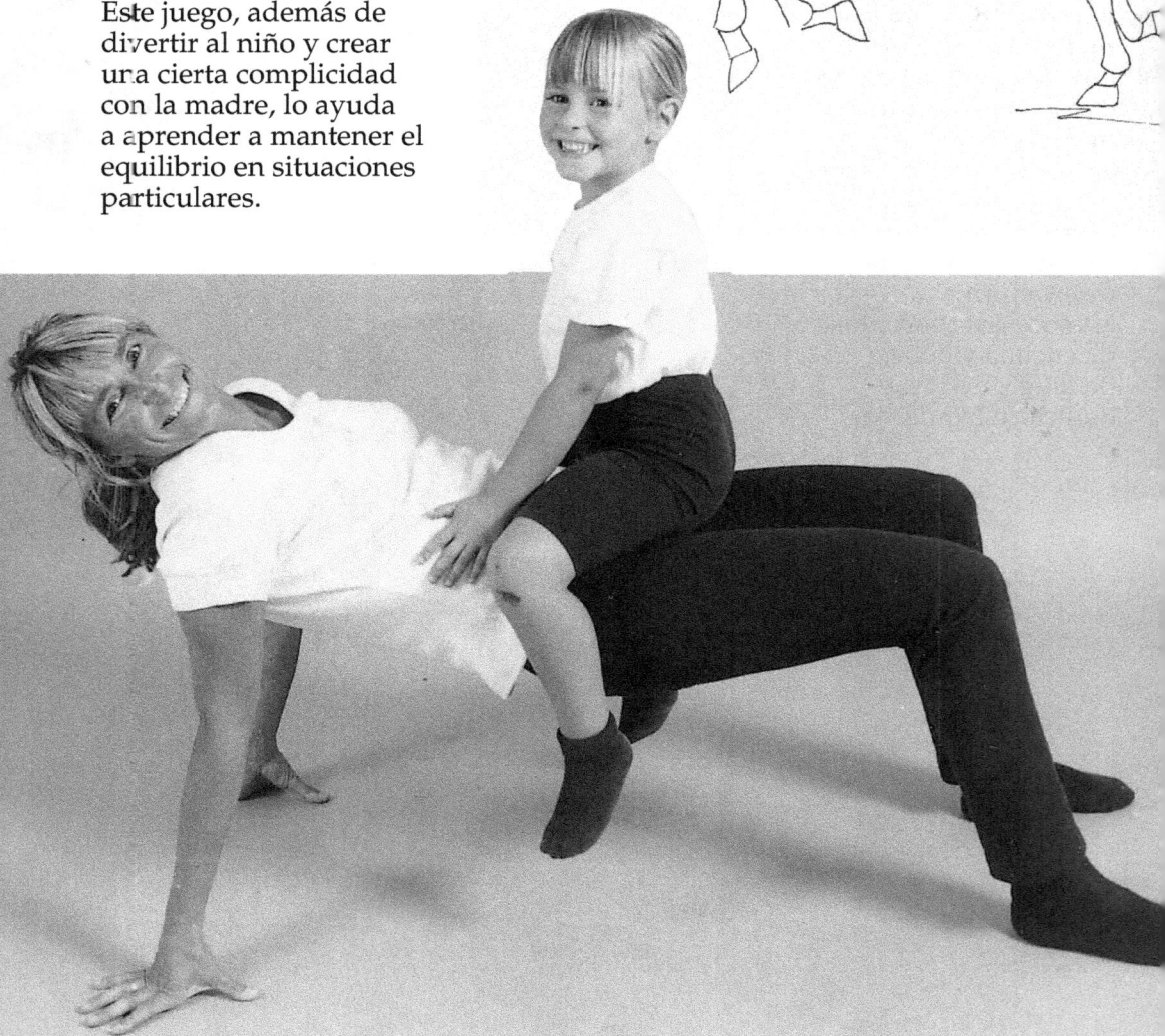

El avión

La madre se coloca en el suelo, boca arriba, con las piernas dobladas sobre el pecho; el niño se apoya con el tronco sobre las piernas de la madre que lo agarra de las manos para mantenerlo en equilibrio. Este juego crea una cierta complicidad entre la madre y el niño, que aprende a mantener el equilibrio incluso en situaciones inestables.

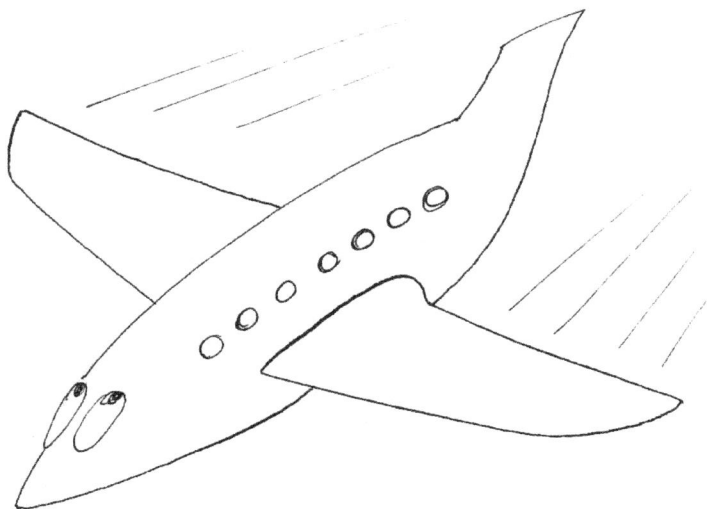

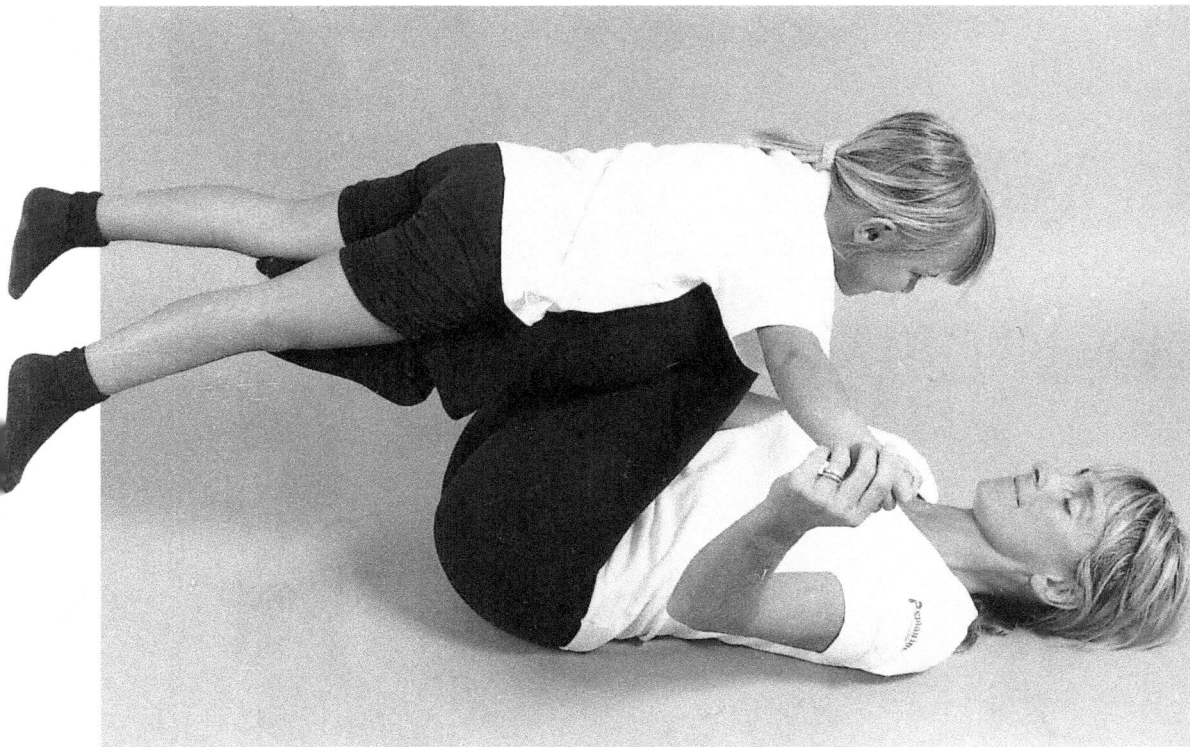

El mundo del revés

La madre, de pie, sujeta los tobillos del niño de forma que pueda apoyarse en el suelo con las manos, permaneciendo en vertical.

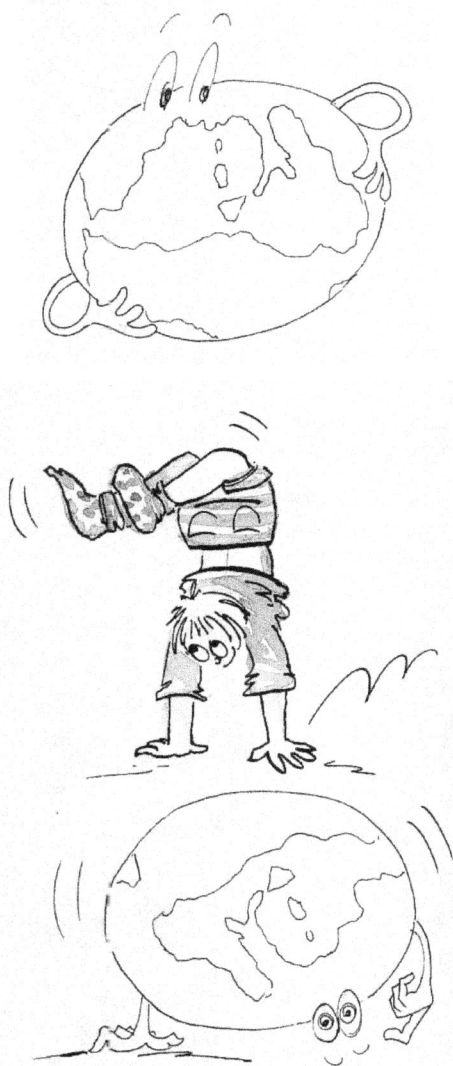

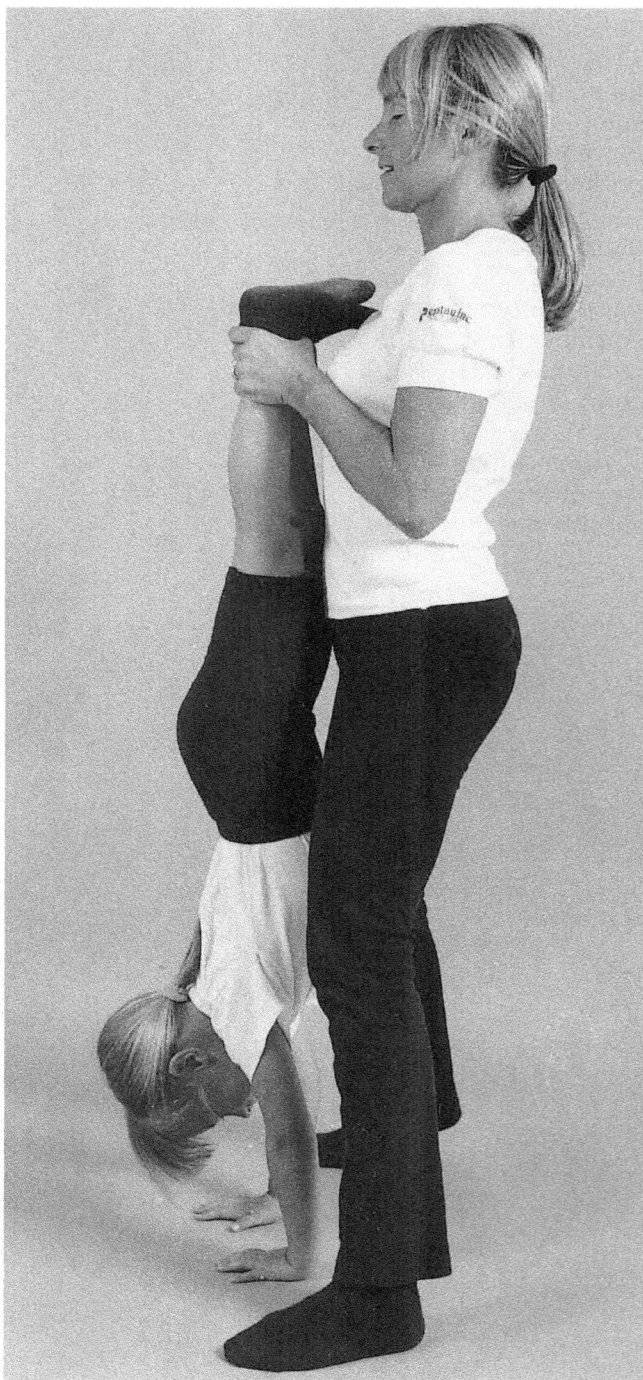

A continuación el niño tiene que dar pequeños pasos con las manos en dirección a los pies de la madre, pasando por debajo de sus piernas hasta que las sobrepase para luego volver atrás, siempre sujetado por su madre.

Desde la posición vertical el mundo alrededor del niño aparece del revés. Se encuentra en una situación nueva en la que debe tener un control perfecto de su propio cuerpo, procurando mantenerse rígido para no caer. Para ello es preciso poseer un buen equilibrio pero, sobre todo, una perfecta percepción espacial, gracias a la cual pueden coordinarse los movimientos del propio cuerpo en relación, precisamente, con el espacio.

Tiene que caminar en la dirección de los pies de la madre y volver atrás, siempre con pequeños pasos sobre las manos, aprendiendo de esta forma a coordinar los movimientos del cuerpo incluso cuando este se encuentra del revés.

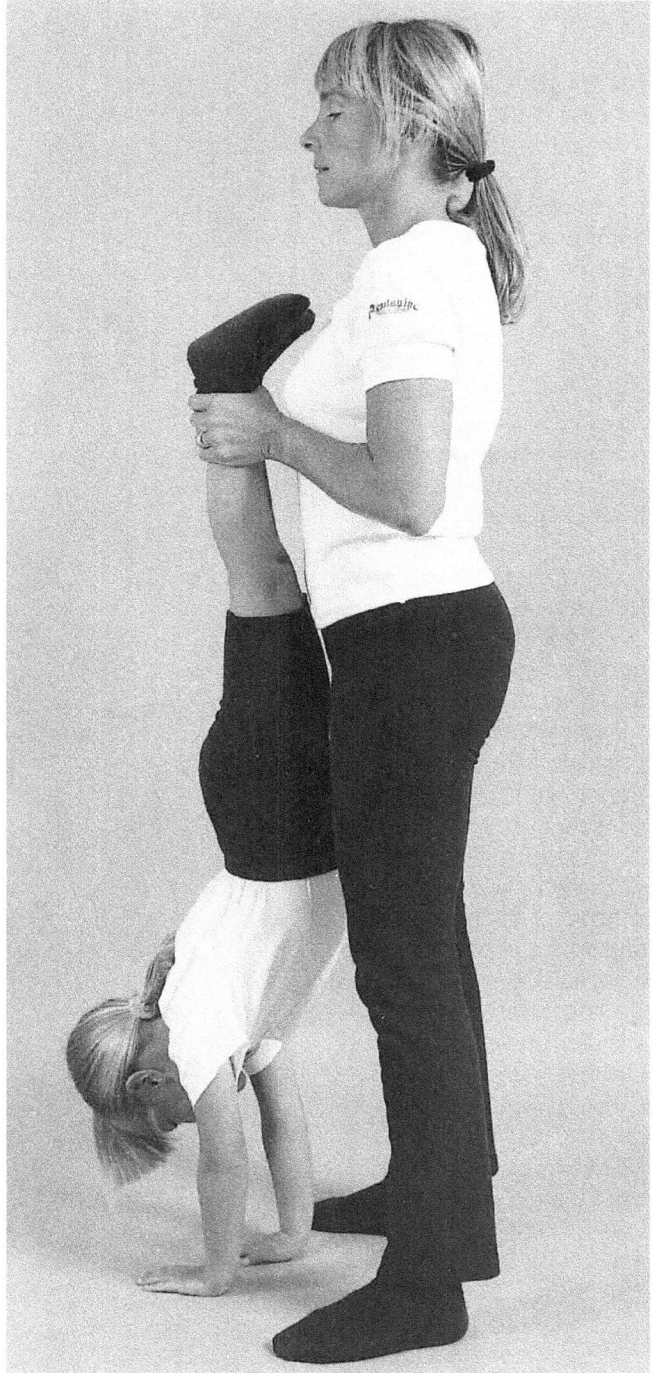

La voltereta

La madre y el niño están de pie, uno frente al otro, y cogidos de las manos. La madre tiene las piernas ligeramente dobladas y separadas. El niño apoya un pie sobre el muslo de la madre. Luego apoya el otro pie sobre la otra pierna y el tronco hasta darse un empujón para girarse. Finalmente realiza una voltereta hacia atrás aterrizando con los pies en el suelo y siempre sujetado por las manos.

A través de este juego, el niño tiene que dar pruebas de una cierta fuerza y valentía que le permitan sujetarse y vencer el miedo inicial que podría sobrevenirle al girar completamente, aunque esté sujeto por la madre. También en esta situación el mundo aparece *del revés* durante un momento y además varía continuamente al cambiar la posición del niño, quien, de este modo, aprende a percibir los movimientos del cuerpo incluso cuando está girando sobre sí mismo.

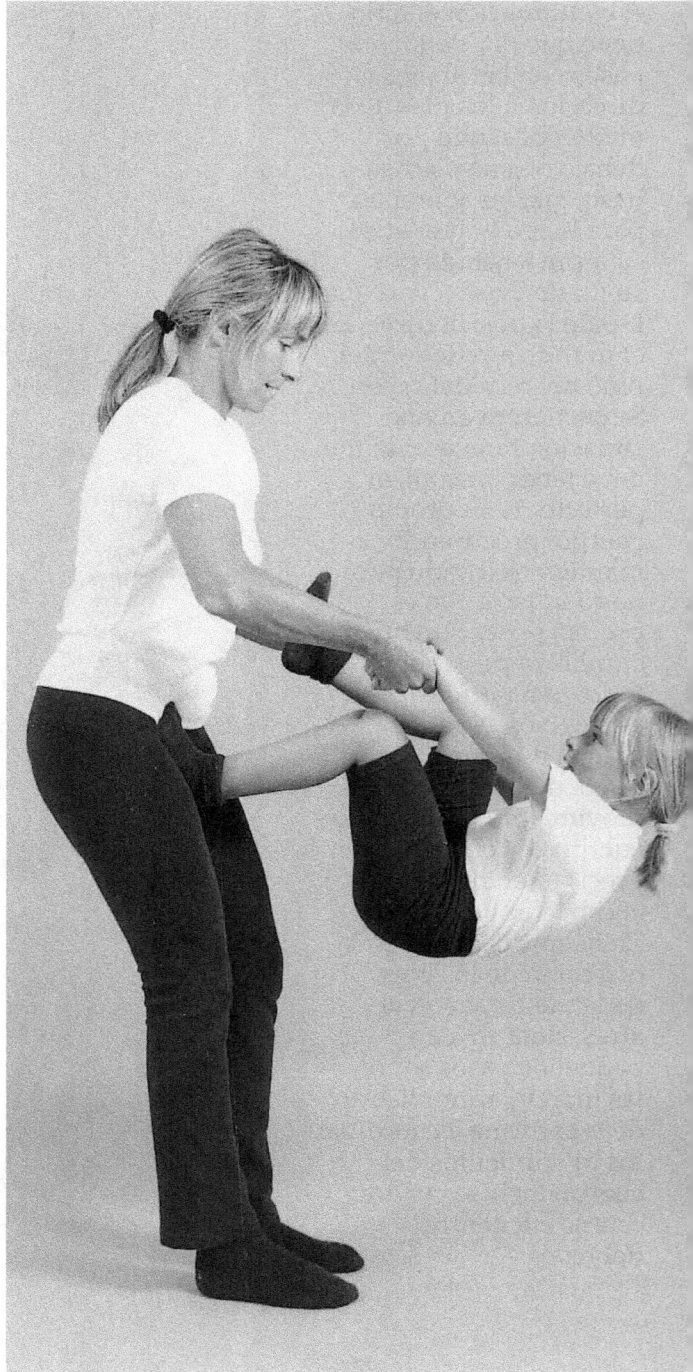

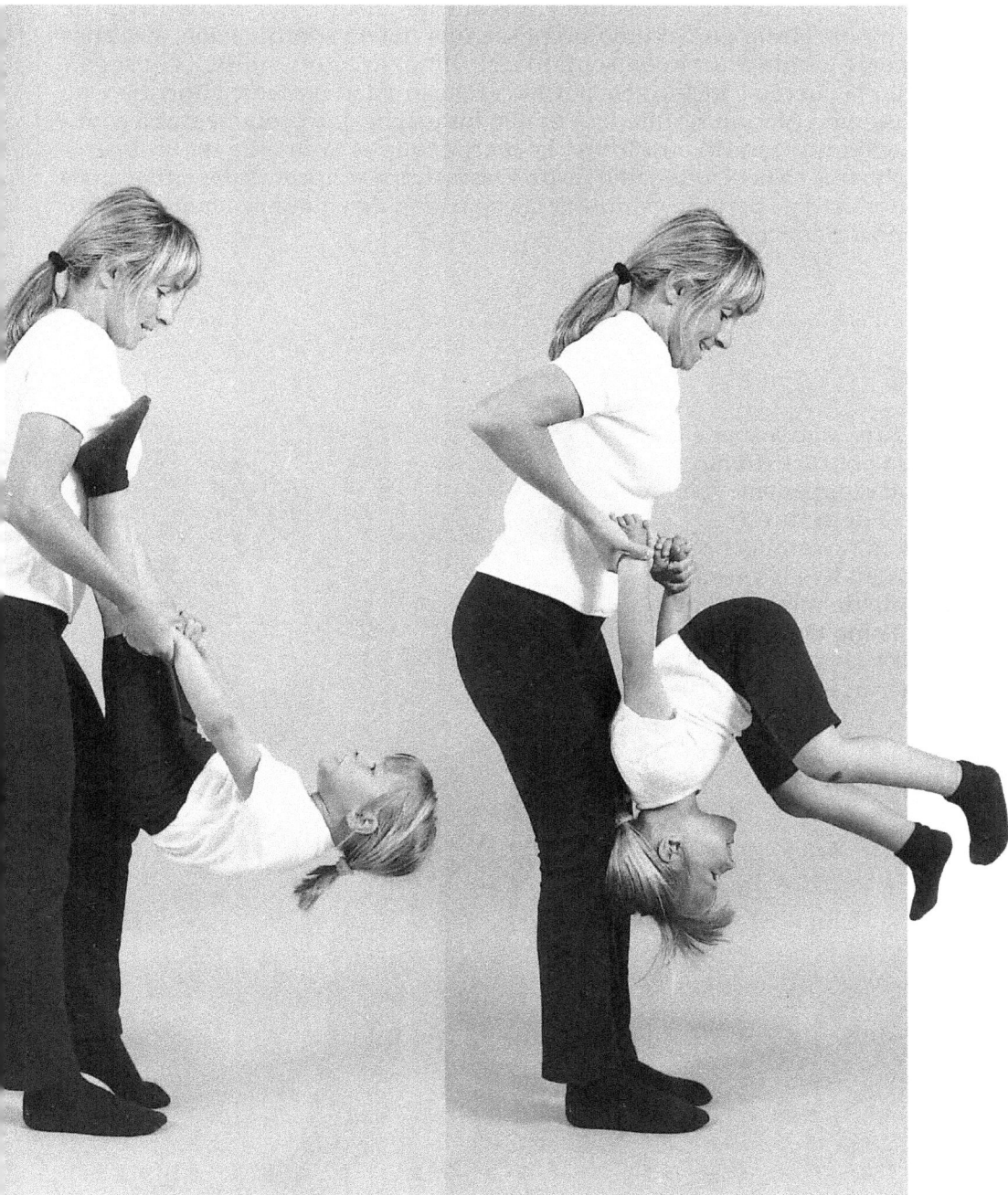

JUEGOS CON LA CUERDA

La cuerda es uno de los instrumentos que no puede faltar en los juegos de los niños. Hasta que el niño no posee una buena coordinación dinámica general, unida a un buen sentido del ritmo, le es muy difícil conseguir saltar la cuerda e incluso encontrará esta actividad bastante aburrida y no conseguirá ningún resultado. Por ello los juegos que proponemos a continuación utilizan de otra forma la cuerda, que se convierte en un instrumento que se tiene que saltar, estirar, arrastrar y golpear en las situaciones más variadas; permite estimular la capacidad de equilibrio, tanto estático como dinámico.

Ejercicio 1

La madre, que sostiene la cuerda por un extremo, mueve rápidamente la mano a derecha e izquierda y camina hacia atrás, dando a la cuerda el efecto de una serpiente que el niño tiene que seguir y coger con los pies y con las manos.

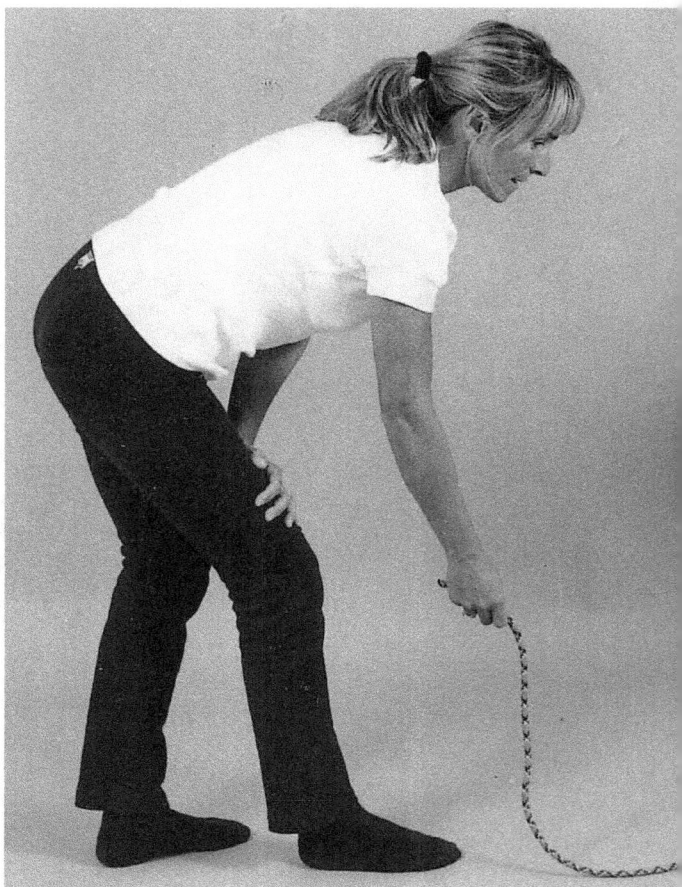

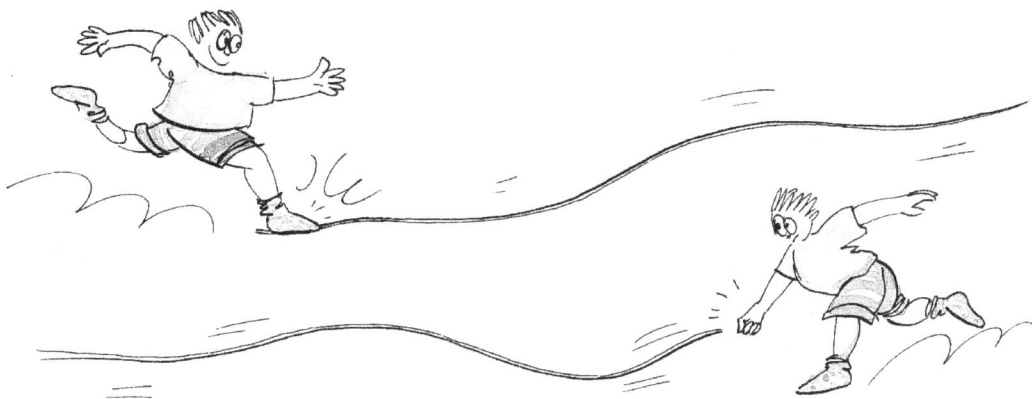

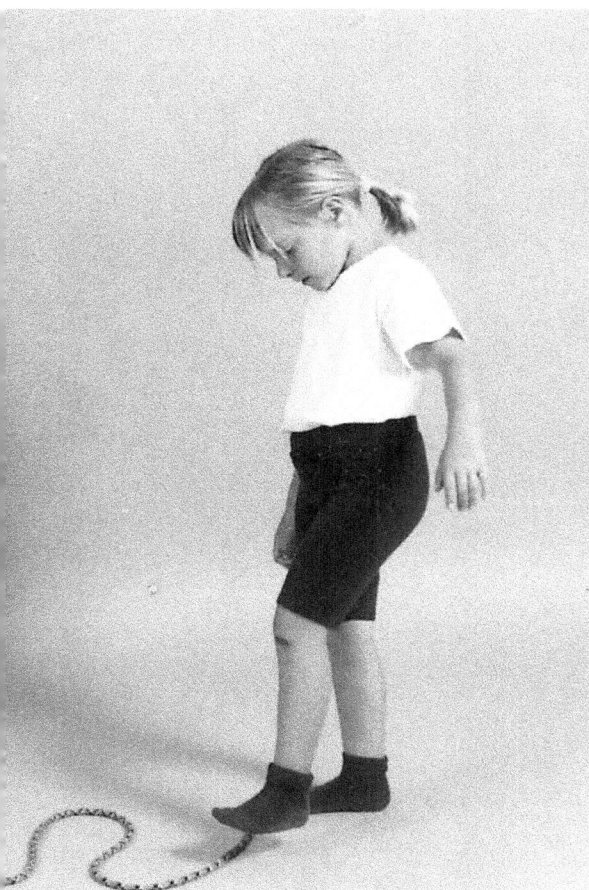

El mismo ejercicio puede realizarse invirtiendo los papeles.

Se trata de un sencillo juego que permite trabajar la coordinación en general: el niño tiene que concentrar la atención sobre el movimiento de la cuerda anticipándose al desplazamiento y moviendo los pies o las manos cuando convenga.

Por lo tanto, debe tener una idea clara del espacio que ocupa la cuerda (organización espacial) y del tiempo con el que se mueve (percepción temporal): además, tiene que relacionar la organización espacial y la percepción temporal con el movimiento que tendrá que realizar para conseguir pisar la cuerda.

La madre sujeta con las dos manos los extremos de la cuerda, mientras el niño, que está de espaldas a ella, la tiene alrededor del vientre y camina hacia delante para estirar a su madre, que opone un poco de resistencia.

El mismo ejercicio puede realizarse invirtiendo los papeles.

A través de este ejercicio se pone en juego claramente el esquema motor de tirar y arrastrar.

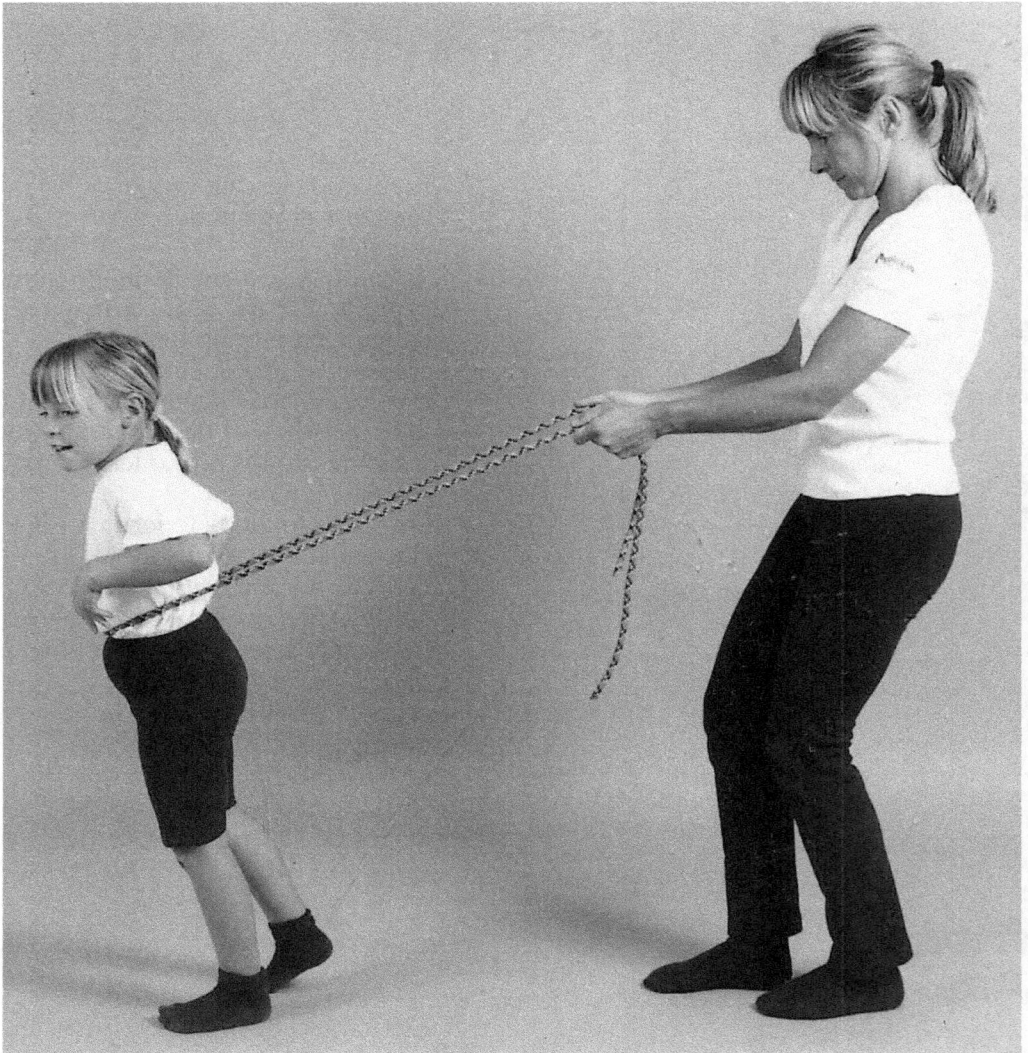

La madre y el niño, de cara, sujetan la cuerda; el niño camina hacia atrás intentando tirar de su madre, que opondrá una mínima resistencia.
Luego se invertirán los papeles y será la madre quien tire.
También en este ejercicio se pone en juego el esquema motor de arrastrar; el niño se encuentra ante una oposición que debe afrontar y esto lo estimula a ejercer una mayor fuerza en el intento de contrarrestar a la madre.
La madre, a su vez, puede colaborar tirando del niño hacia ella para que pueda experimentar el esquema motor de ser arrastrado y darse cuenta de su propia capacidad de fuerza.

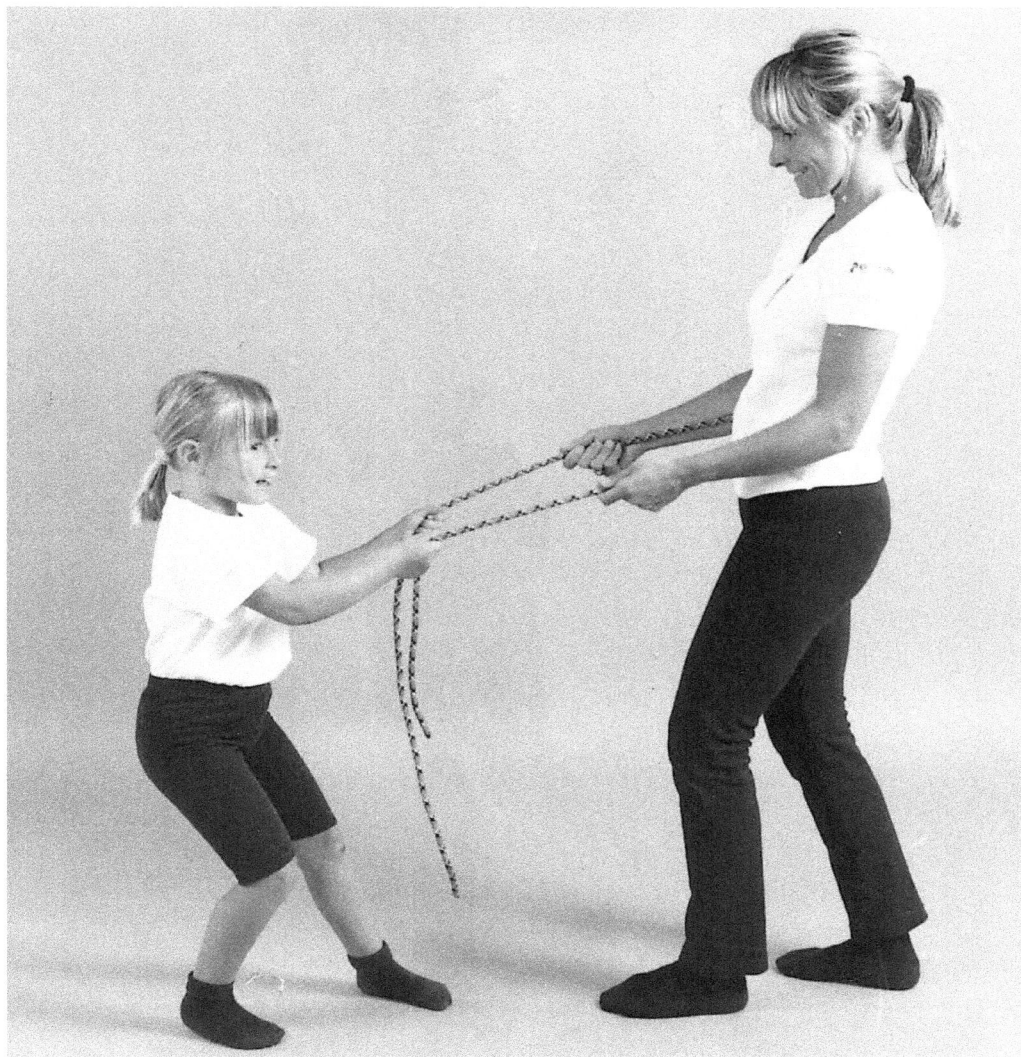

La cuerda está apoyada en el suelo y estirada; el niño camina apoyando los pies encima, atento para no perder el equilibrio.
Este ejercicio puede realizarse también caminando hacia atrás.
El niño debe mantener el equilibrio mientras apoya los pies sobre una superficie reducida que no le permite moverse libremente.
Caminando hacia atrás la situación se vuelve más compleja porque el niño no ve dónde apoya los pies y se le estimula para que se concentre sobre las sensaciones de tipo táctil que se le proporcionan por el apoyo del propio pie.

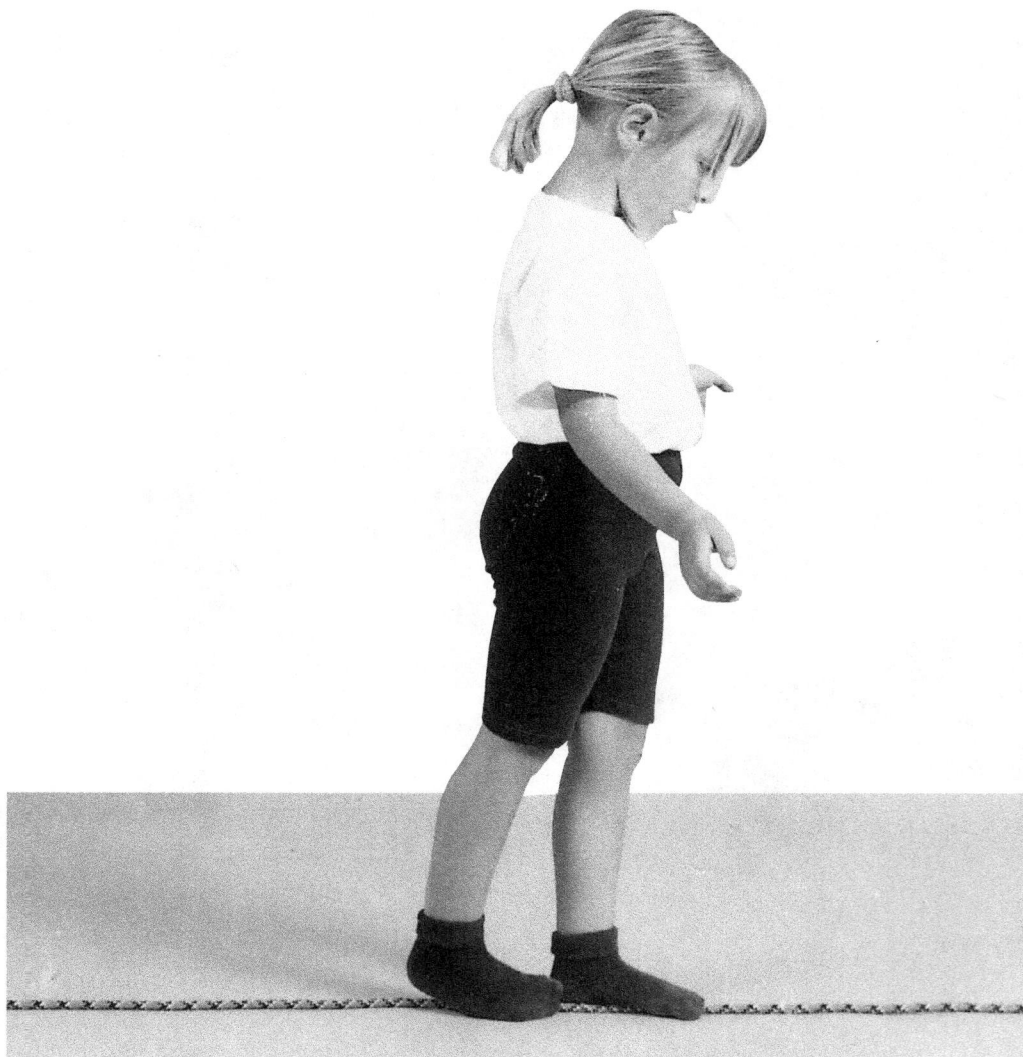

La madre y el niño están de cara y se cogen de las manos; los pies están sobre la cuerda (uno delante del otro) y la pierna de delante doblada; y, empujando y tirando, cada uno intenta sacar al otro de la cuerda.

A través de este ejercicio se pone en juego la capacidad de equilibrio en situación estática junto con la capacidad de ejercer fuerza.

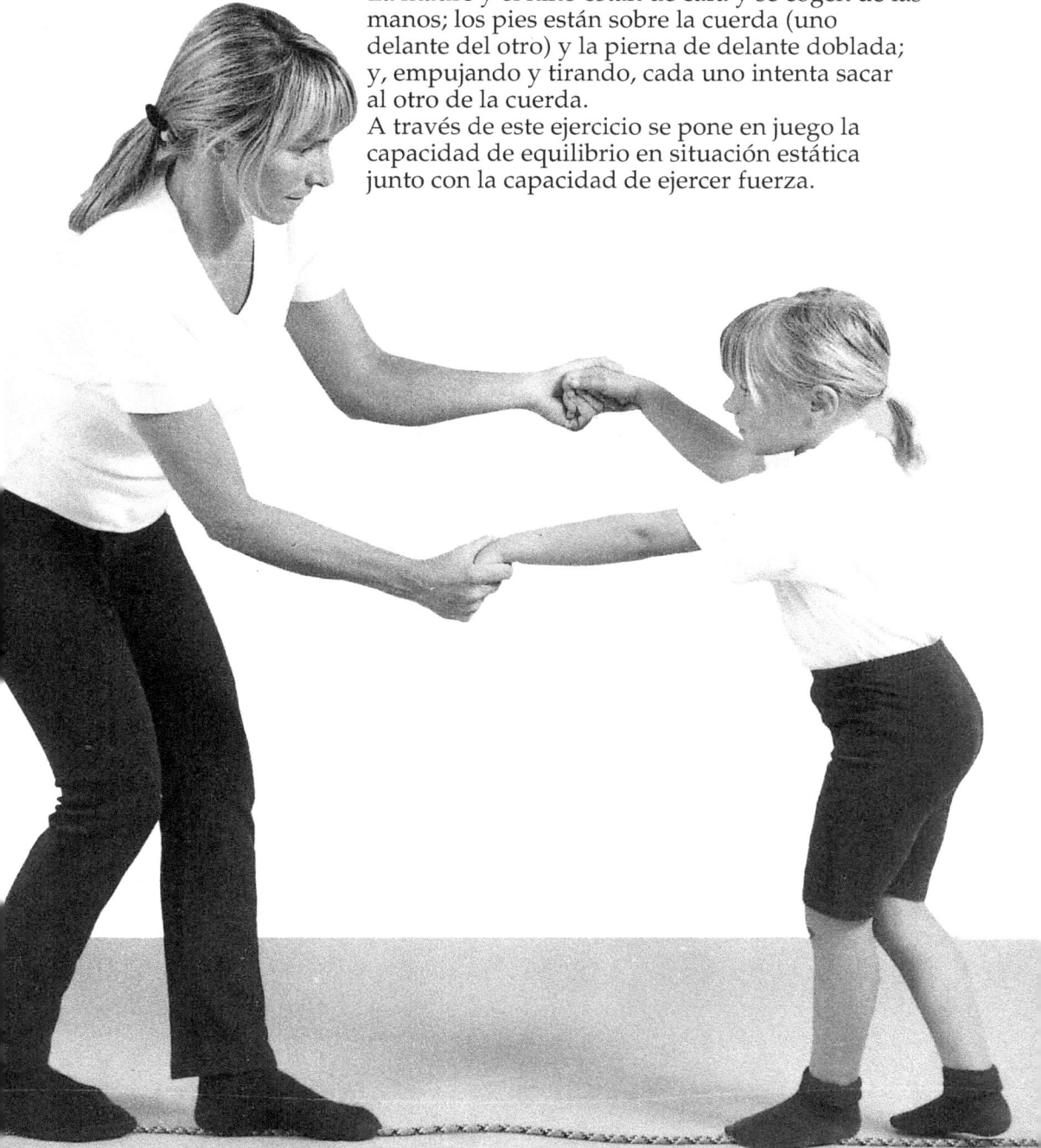

Ejercicio 6

La madre y el niño están de cara, con la cuerda estirada en el suelo, entre ellos. Se empujan con las palmas de las manos en contacto: gana el que consigue superar la cuerda.

En este juego se trabaja la capacidad de fuerza y el esquema motor de empujar: la madre deberá dejarse ganar por el niño pero oponiendo una cierta resistencia.

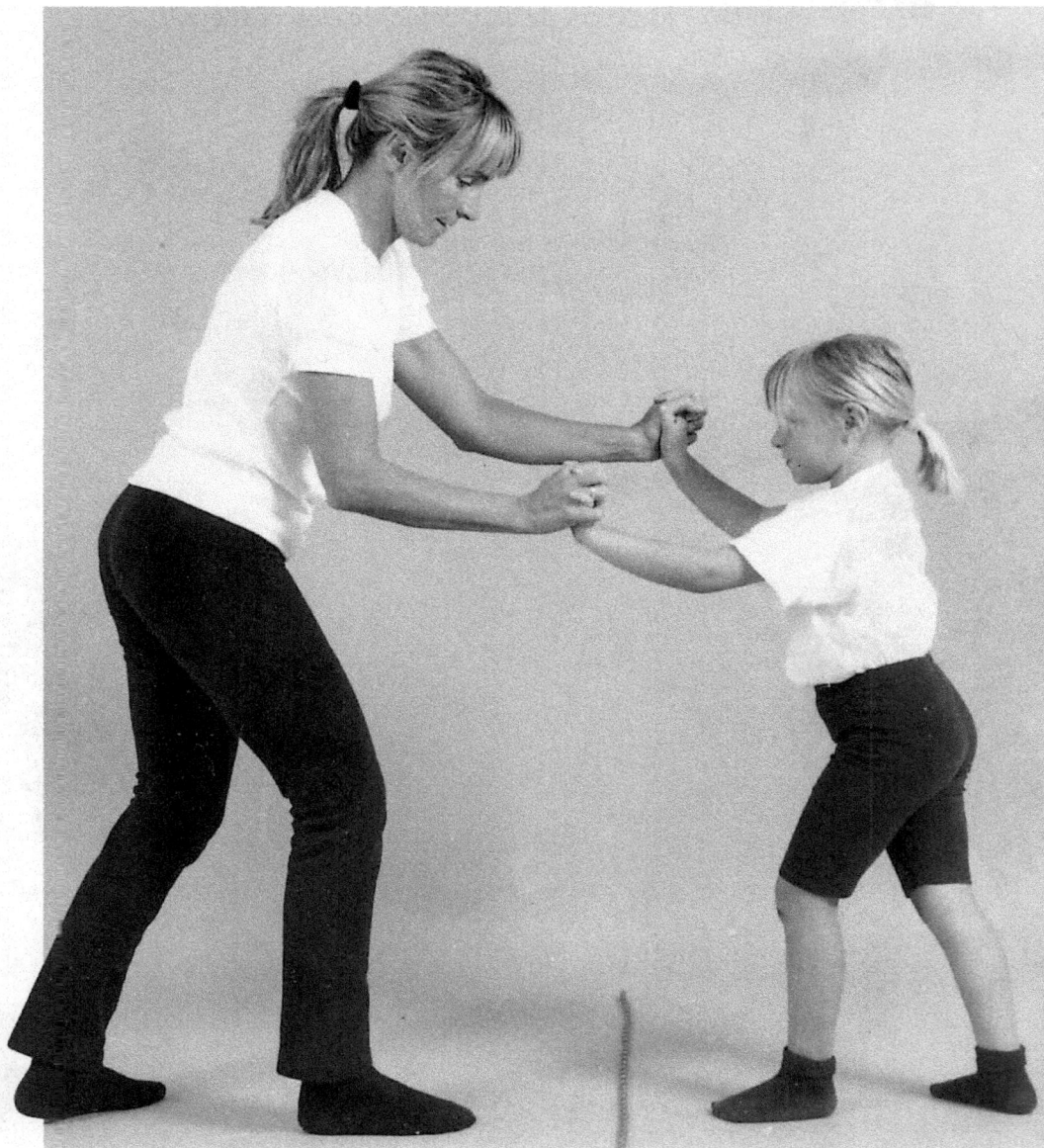

La madre y el niño están de cara y se dan las manos. Contrariamente a lo que sucedía en el ejercicio anterior, aquí la madre y el niño tiran uno del otro: pierde el que toca o supera la cuerda.

En este juego se pone a prueba la capacidad de fuerza y el esquema motor de estirar: la madre, al ser necesariamente más fuerte, deberá dejarse ganar al principio por el niño.

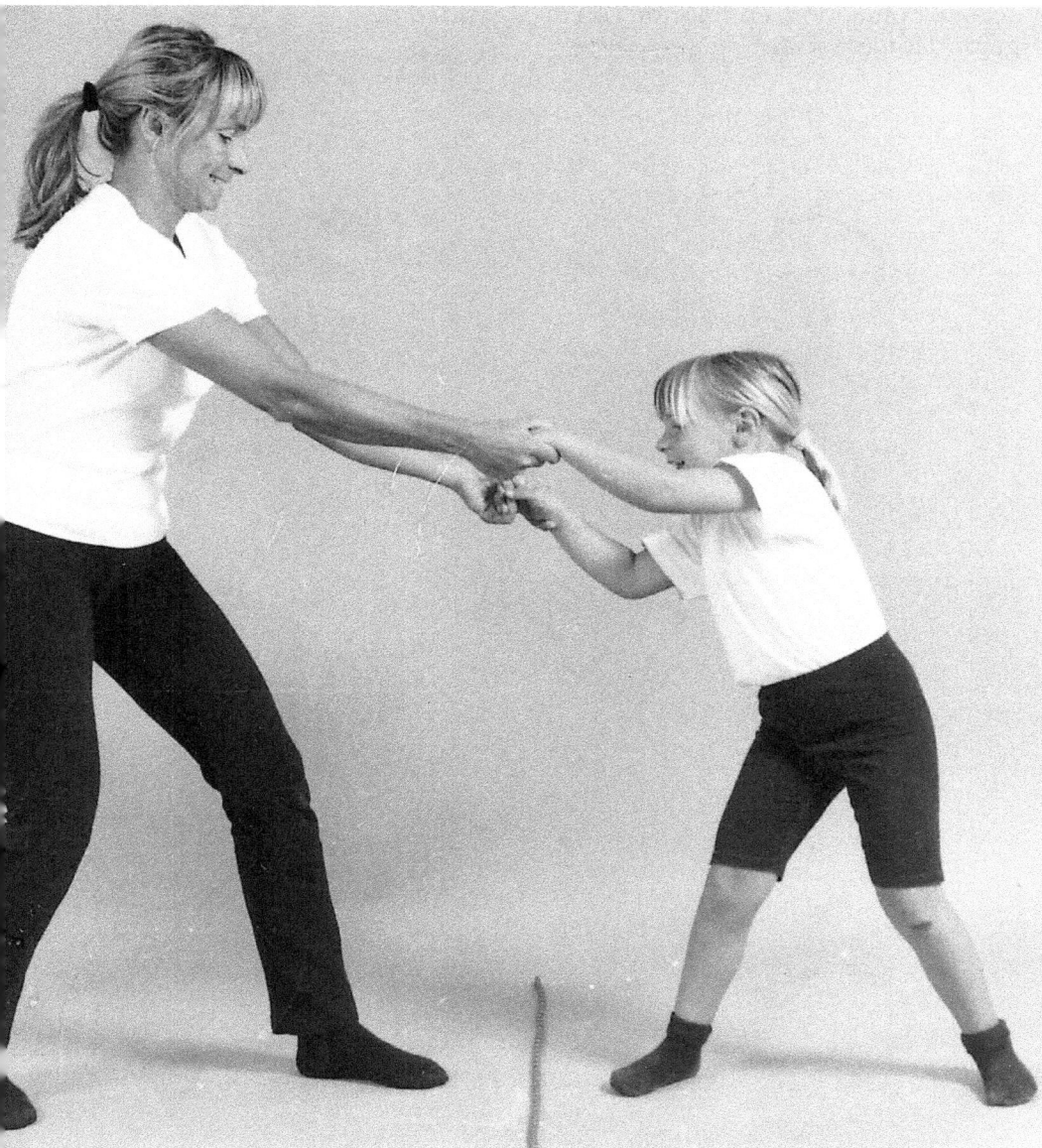

La cuerda se ata por un extremo a un soporte (la pata de la mesa, una silla, etc.) y el otro extremo lo sujeta la madre: el niño deberá pasar por debajo sin tocarla, cambiando de posición a medida que la madre baje la cuerda.
A través de este juego el niño aprende a valorar el espacio y, sobre todo, el que ocupa el propio cuerpo en movimiento; en el intento de pasar por debajo de un obstáculo, aprende a distinguir el concepto de encima y debajo, poniéndolo en relación con la capacidad de organización espacial.

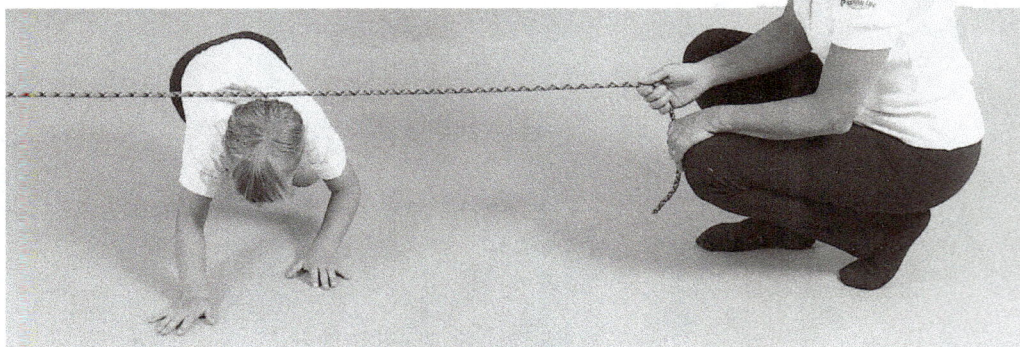

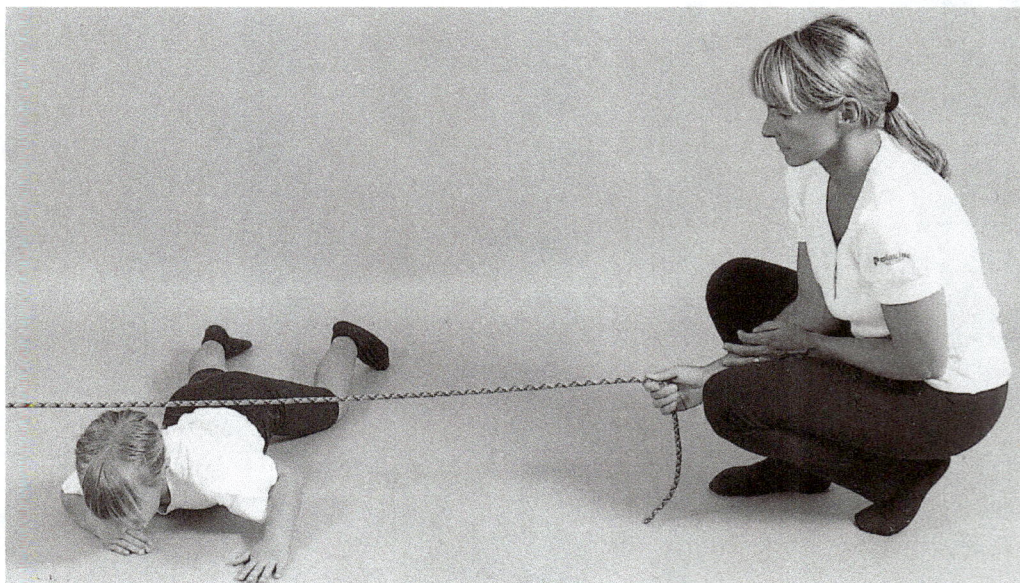

JUEGOS CON EL PERIÓDICO

Aunque no podemos considerarlo un verdadero instrumento, la elección del periódico no es casual y presenta algunas ventajas: se encuentra fácilmente, puede ser de tamaño distinto según esté doblado o no, se puede sustituir en caso de que se rompa y cuesta poco. Permite realizar juegos que estimulan el sentido del equilibrio pero también y sobre todo juegos para consolidar la percepción espacial y por lo tanto los conceptos de encima y debajo, delante y detrás, derecha e izquierda, etc.

El niño se coloca en el suelo, boca arriba, a cuatro patas con el periódico sobre el vientre. Debe desplazarse sin que caiga el periódico.
Se trata de un juego sencillo en el que se estimula la capacidad de equilibrio en una situación que se hace más compleja por la presencia de un objeto inestable.

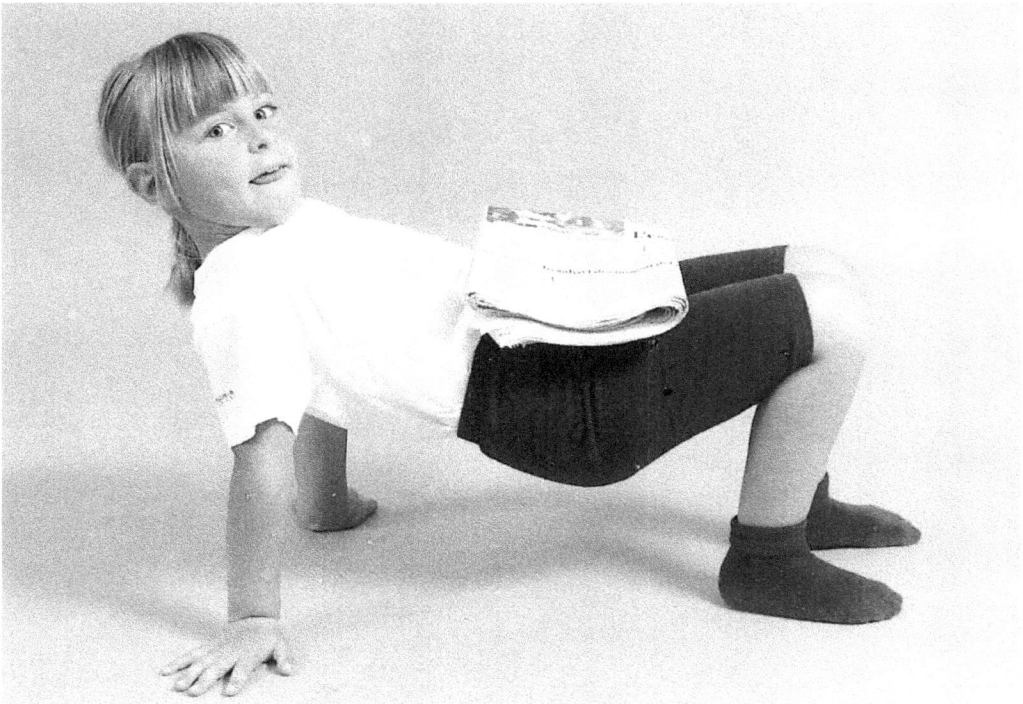

El niño lleva el periódico sobre la cabeza y camina procurando que no caiga. Esta es una situación bastante complicada para él ya que debe realizar un movimiento, como caminar, intentando mantener inmóvil el resto del cuerpo: se estimula aquí de forma particular la capacidad de equilibrio y la percepción corporal.

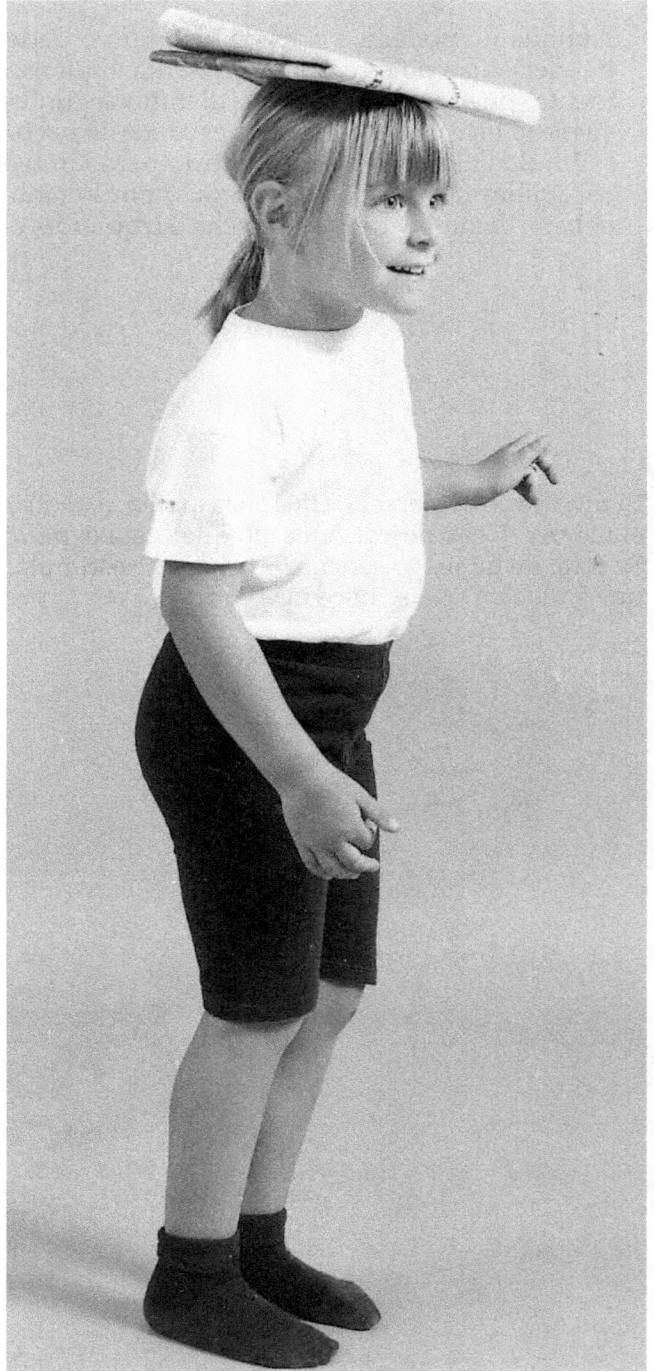

El periódico, doblado, se coloca en el suelo; el niño tiene que ponerse encima y mantenerse en equilibrio escogiendo tres puntos de apoyo.
Para empezar, se mantiene el equilibrio sobre dos pies y una mano.

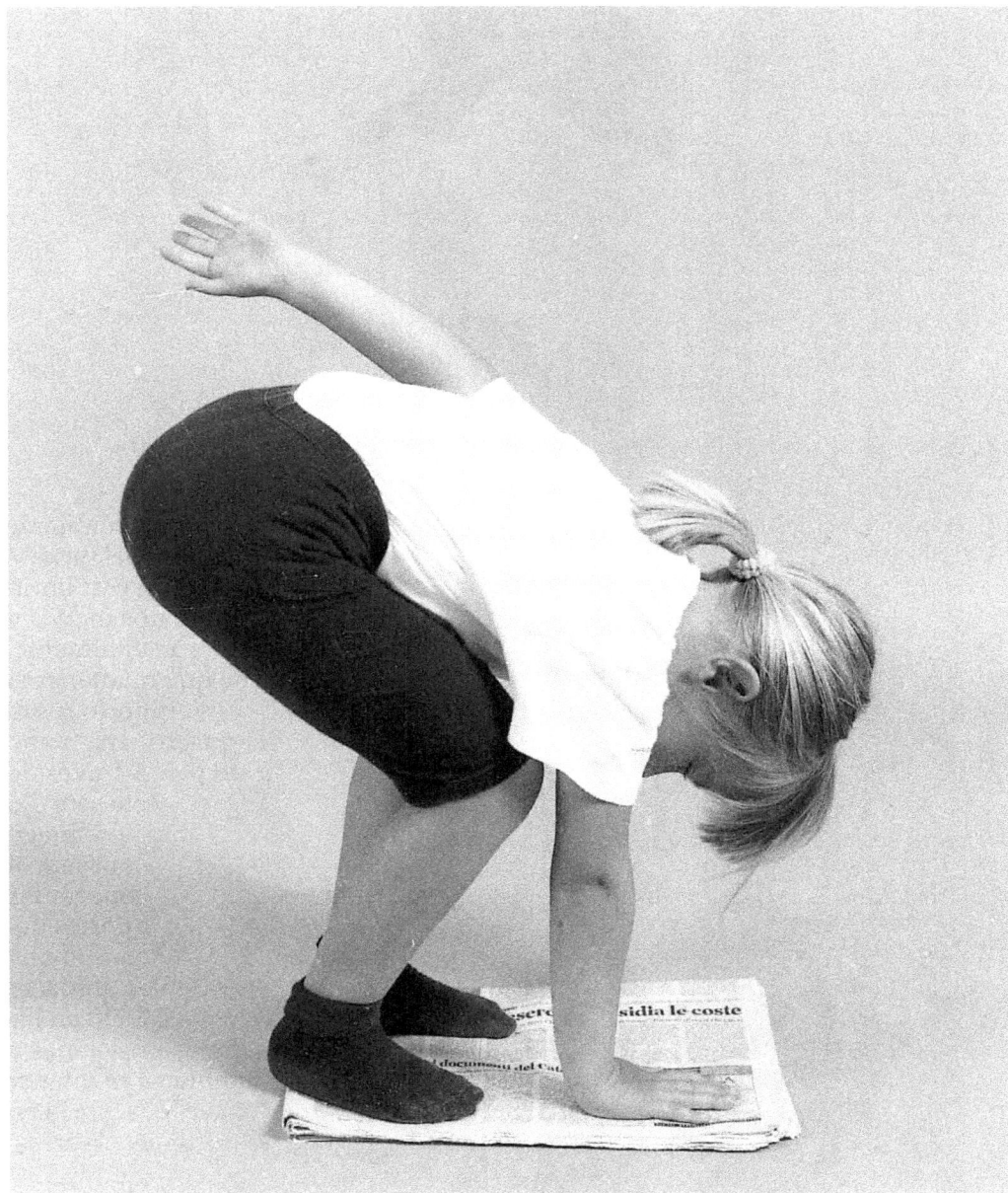

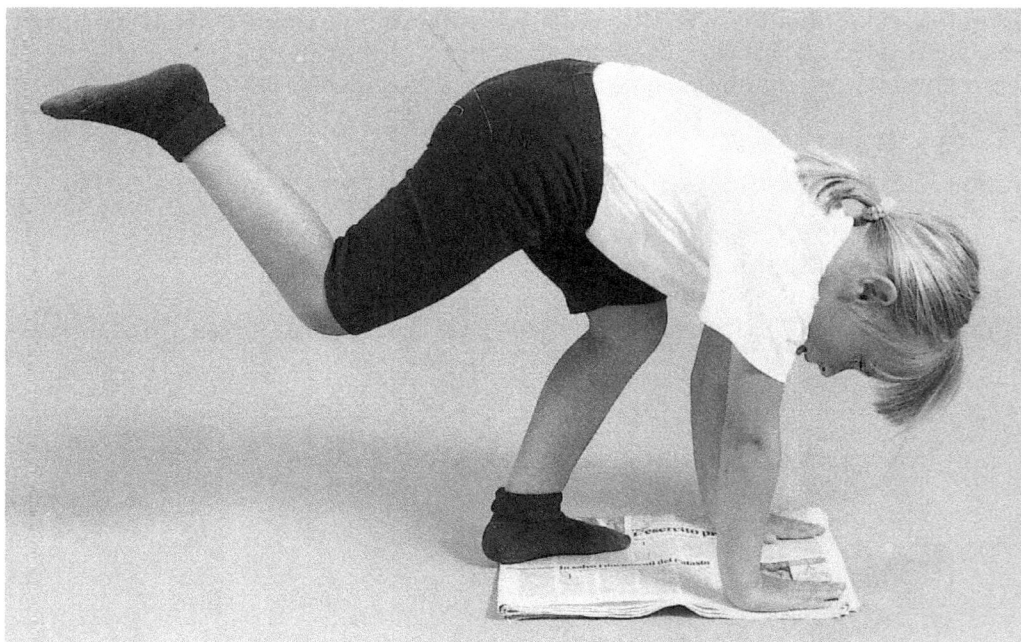

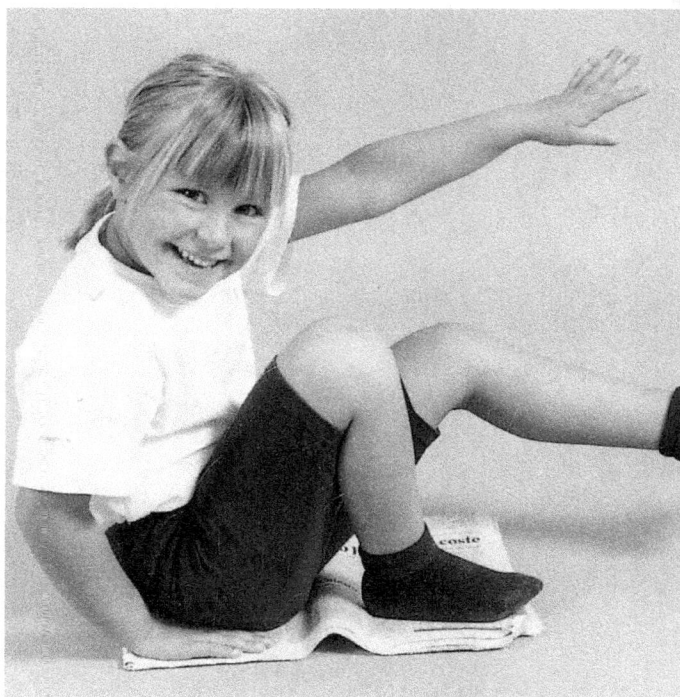

Luego se cambia de posición y el niño se queda en equilibrio sobre dos manos y un pie. Y, finalmente, tiene que mantener el equilibrio sobre el trasero, una mano y un pie. A través de este sencillo juego aprende a conocer las partes del cuerpo que entran en contacto con el suelo en las distintas posiciones y también a mantener el equilibrio en situaciones diversas.

Se colocan las hojas de periódico una detrás de otra, ligeramente separadas a la derecha y a la izquierda; el niño salta de una hoja a otra apoyando el pie derecho a la derecha, el izquierdo a la izquierda y vigilando para no pisar el suelo directamente. Se trata de un ejercicio que presupone una buena capacidad de organización espacial junto con la adquisición de los conceptos de encima y debajo y derecha e izquierda en relación, estos últimos, consigo mismo (pie derecho a la derecha y pie izquierdo a la izquierda) y con el espacio. El niño tiene que coordinar aquí los movimientos de salto calculando la distancia que debe recorrer, el espacio que ocupan sus pies sobre las hojas y el espacio que ocupan las propias hojas.

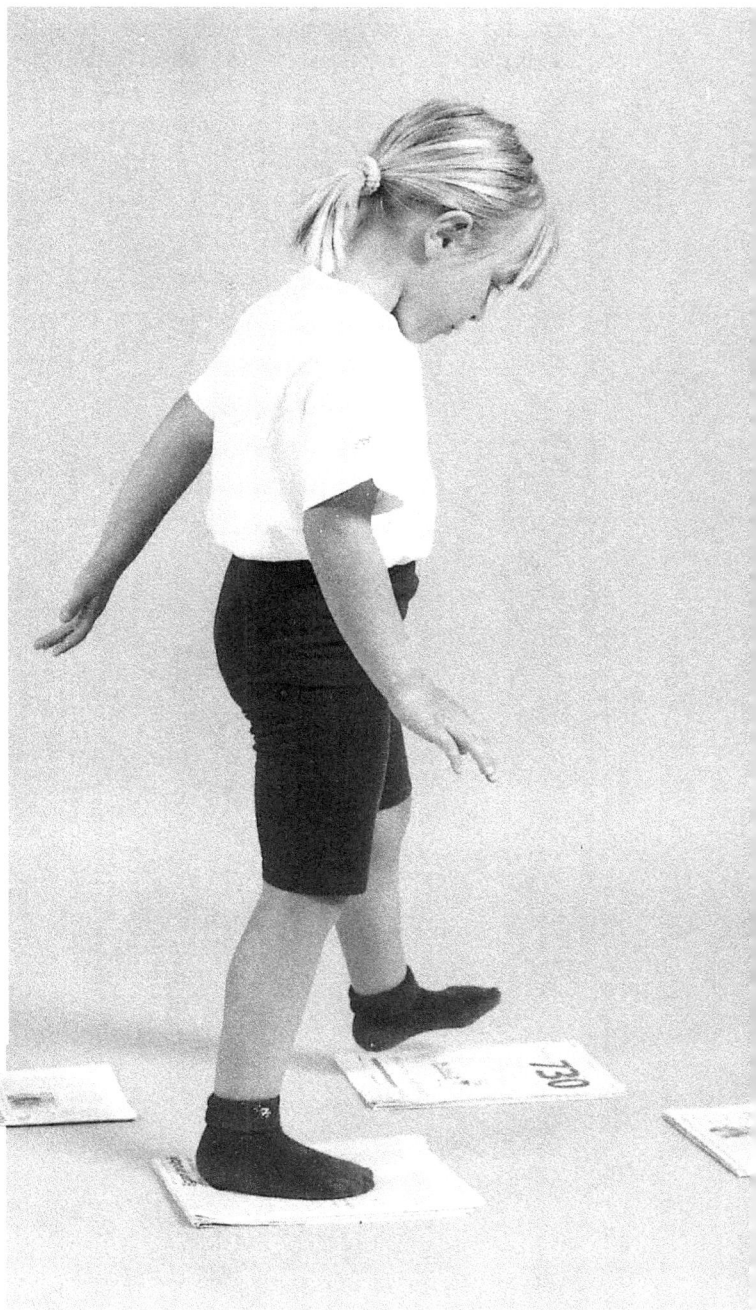

Se colocan las hojas de periódico una después de otra, ligeramente separadas a la derecha y a la izquierda. El niño realiza saltitos entre una hoja y la otra sin tocar el periódico, primero con los pies juntos y luego con un único pie.

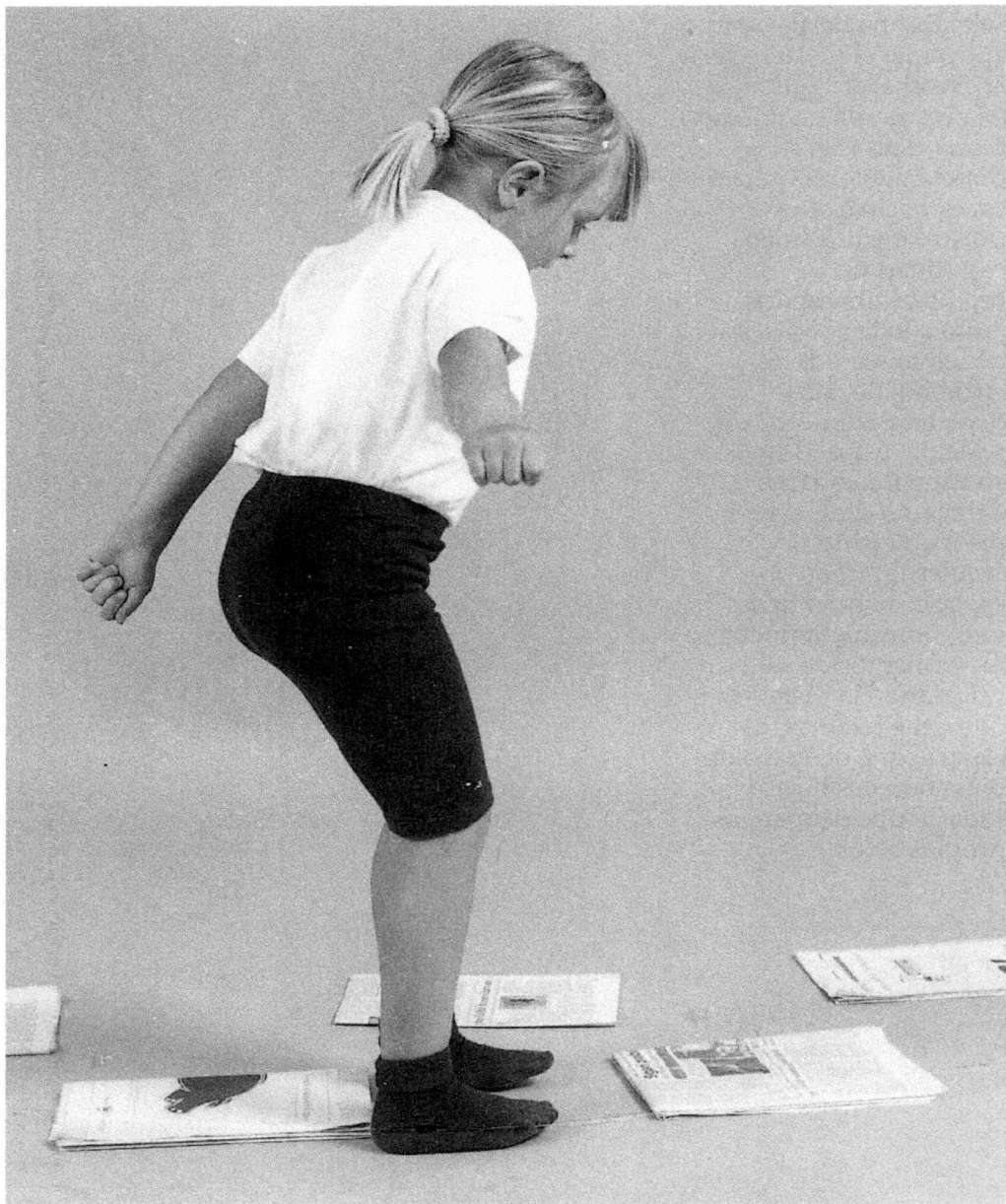

De este modo se estimula la capacidad de organización espacial: el niño tiene que saber valorar la longitud de los saltos que realiza y el espacio ocupado por sus propios pies entre un salto y el otro. Además, tiene que saber dosificar el empuje, para mantener el equilibrio.

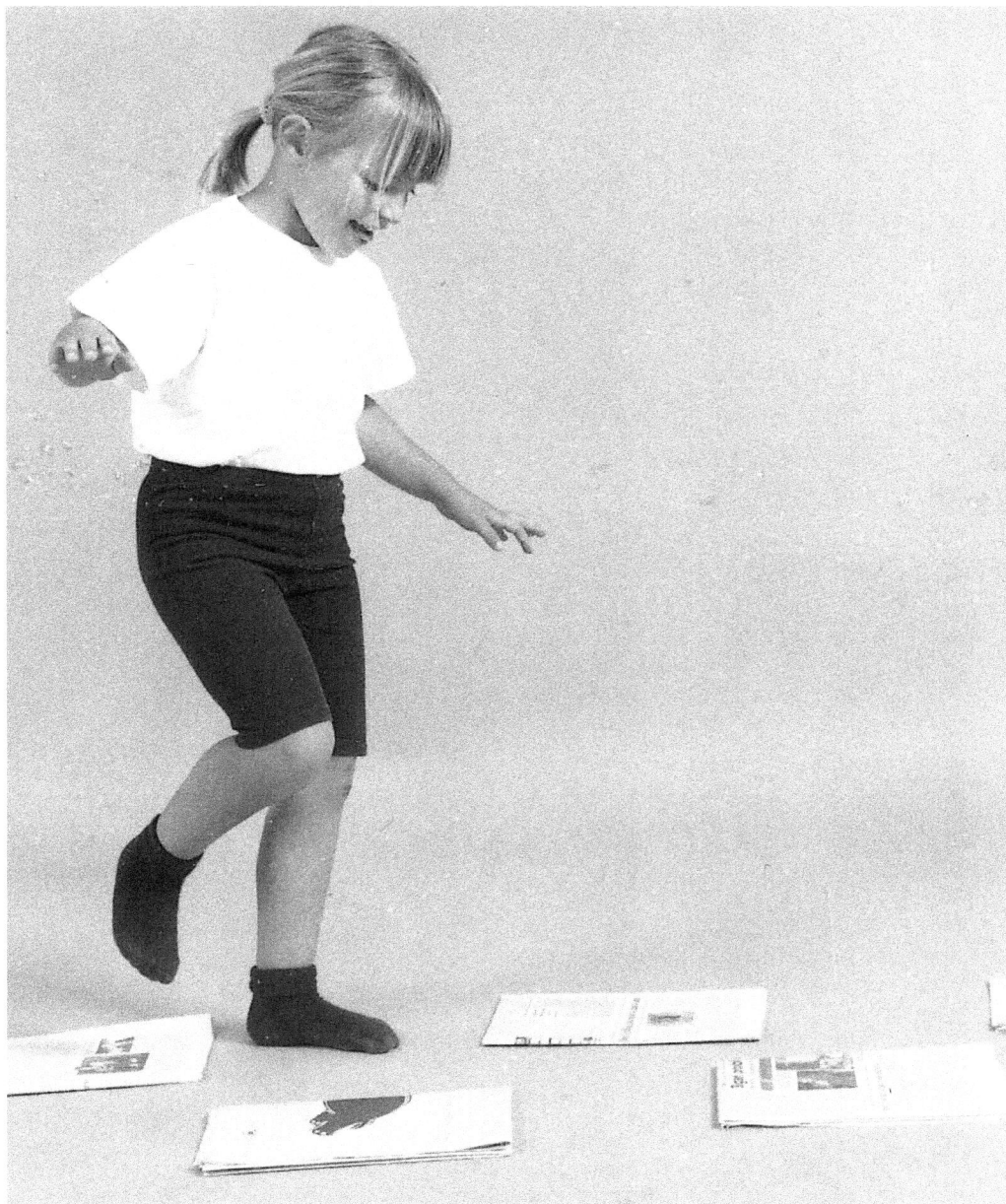

El niño sujeta con la mano el periódico; coge una hoja, la pone en el suelo, se sitúa encima con los dos pies y mantiene el equilibrio.
Luego pone una segunda hoja del periódico en el suelo delante de él, se coloca encima y mantiene el equilibrio con un solo pie.

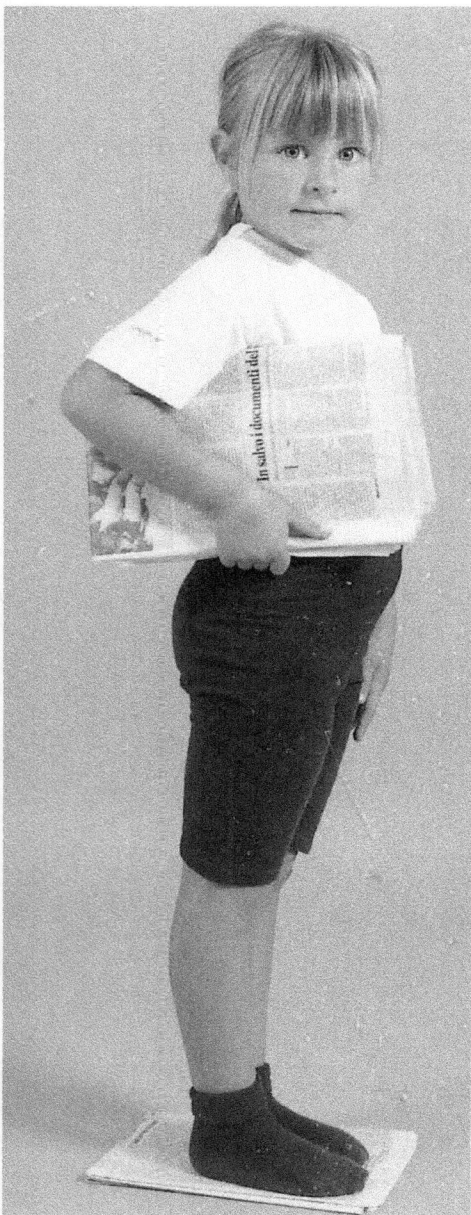

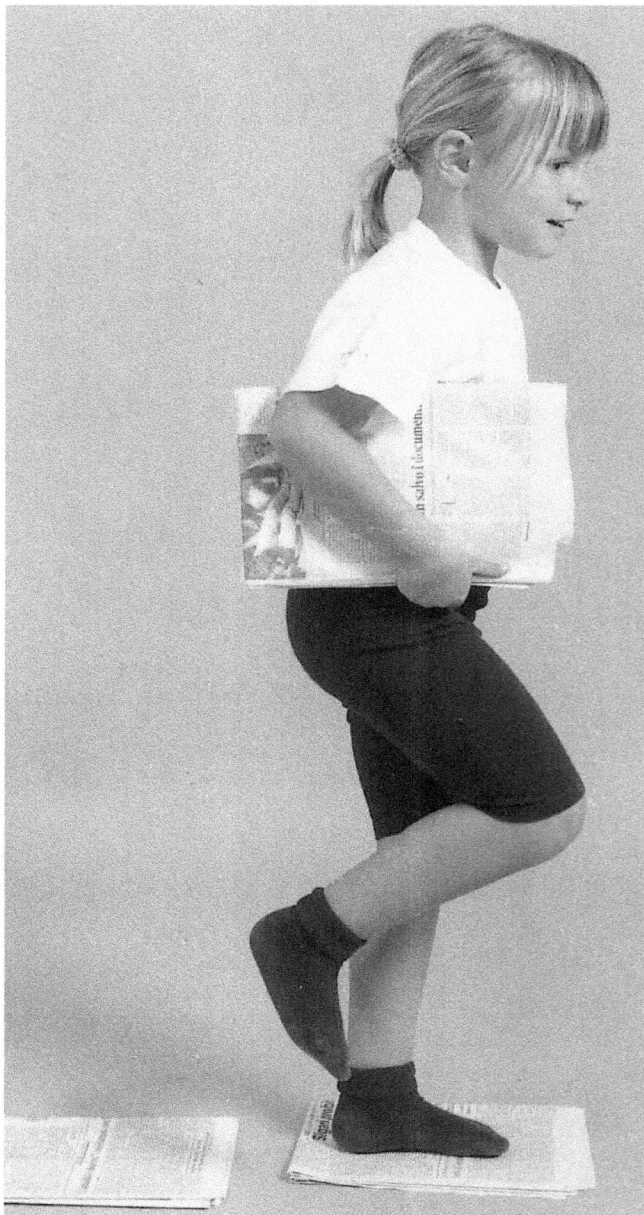

Vuelve otra vez hasta la primera hoja, sobre la que realiza el primer ejercicio, y a la segunda, sobre la que realiza el segundo; luego coloca en el suelo una tercera hoja, sobre la que se sienta separando las manos y los pies del suelo y manteniéndose en equilibrio sobre los glúteos.

El niño puede volver de nuevo a la primera hoja y repetir, si se divierte, la secuencia de ejercicios inventando otros nuevos hasta la última hoja.

A través de esta progresión se le pide que realice movimientos creativos, deteniéndose en una posición: a cada hoja apoyada en el suelo corresponde un movimiento muy preciso que tendrá que recordar y realizar en el momento oportuno.

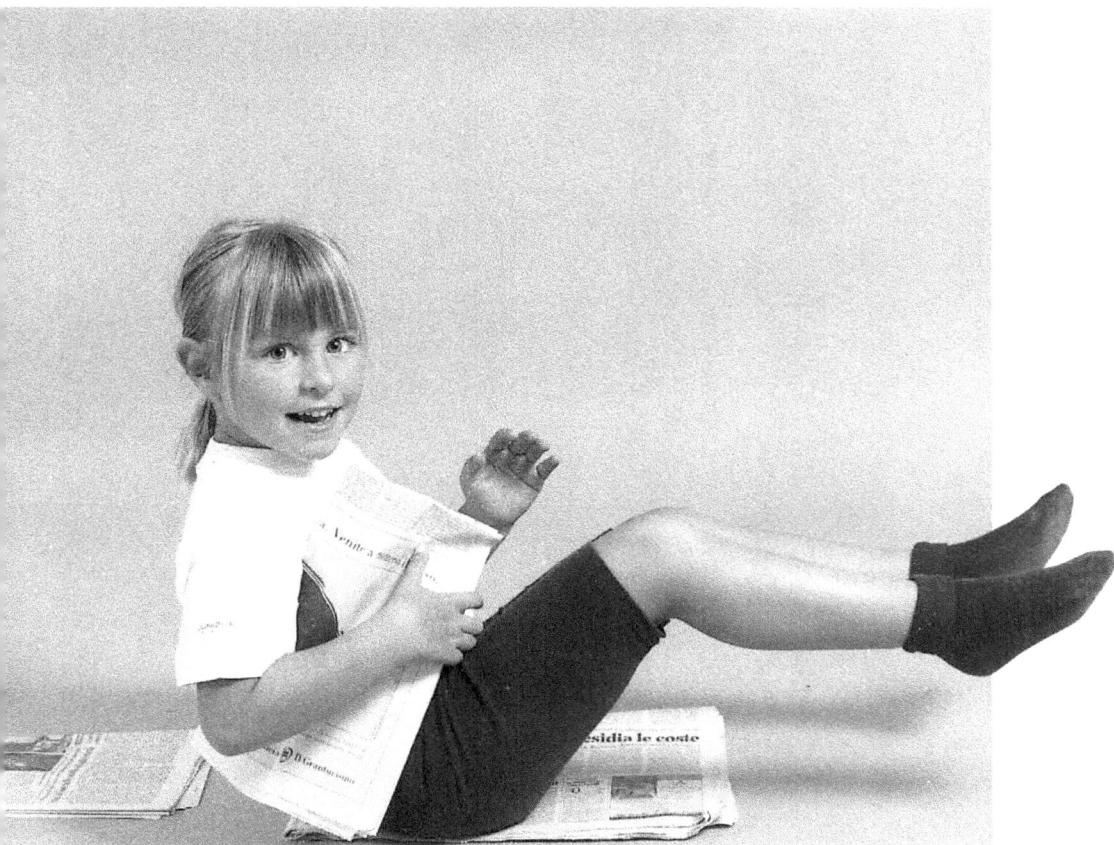

JUEGOS CON LA PELOTA

La pelota no puede faltar en la habitación de un niño, por lo que se utilizará en la serie de juegos que proponemos aquí.

Teniendo en cuenta que la mayoría de los ejercicios se realizan en casa, se ha elegido una pelota de espuma para evitar posibles desperfectos y hacer menos ruido.

La pelota es un instrumento extremadamente importante desde el punto de vista del desarrollo motor; gracias a ella el niño aprende a relacionarse con un objeto externo, coordinando los propios movimientos con los desplazamientos y los rebotes de pelota. Aprenderá en particular a coordinar la acción de las manos y de los pies con las informaciones de tipo visual que le llegan por el tamaño y la velocidad con la que la pelota gira y rebota.

Además, con la pelota se pueden inventar innumerables juegos de grupo (véase el capítulo de los juegos de grupo, pág. 123), de dos en dos e incluso solos.

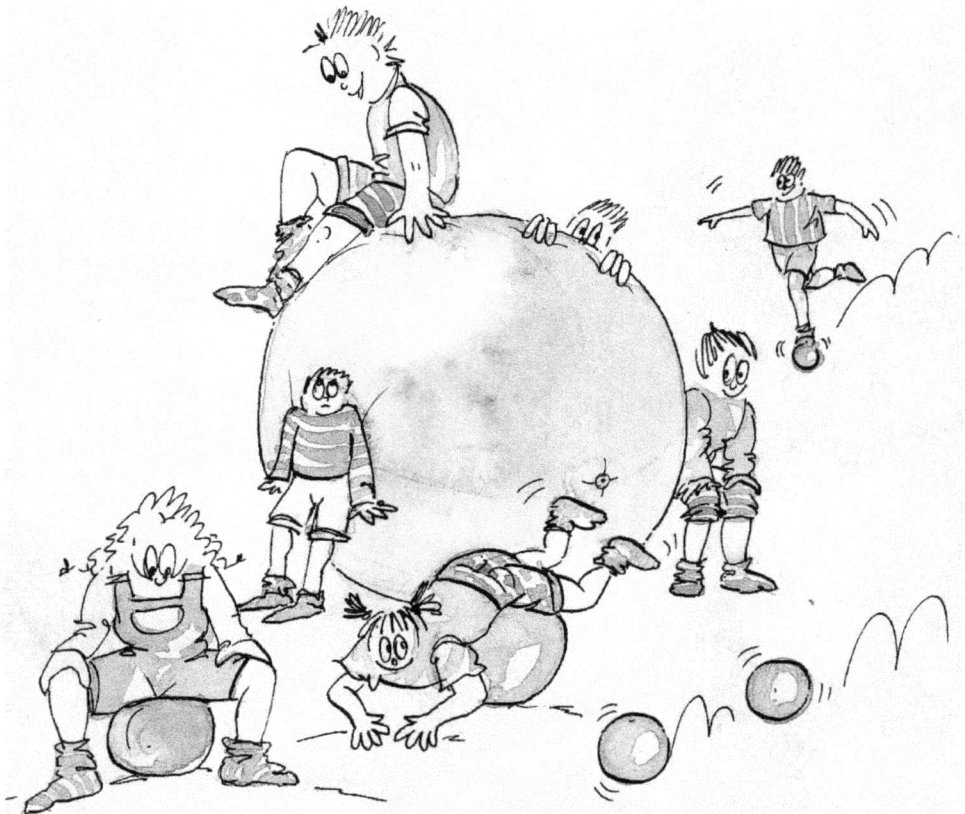

La pelota se coloca en el suelo, el niño se estira encima con el vientre sobre la pelota, se desplaza hacia delante y hacia atrás nombrando las partes del cuerpo que poco a poco entran en contacto con la pelota.
Este juego es una sencilla forma para ayudar al niño en el proceso de toma de conciencia física y verbal de cada parte de su cuerpo.

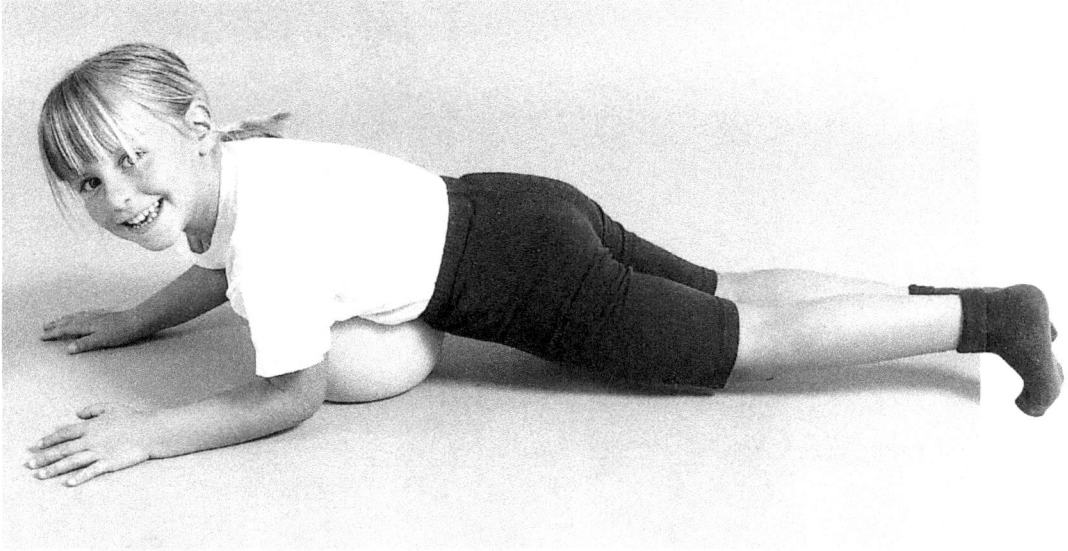

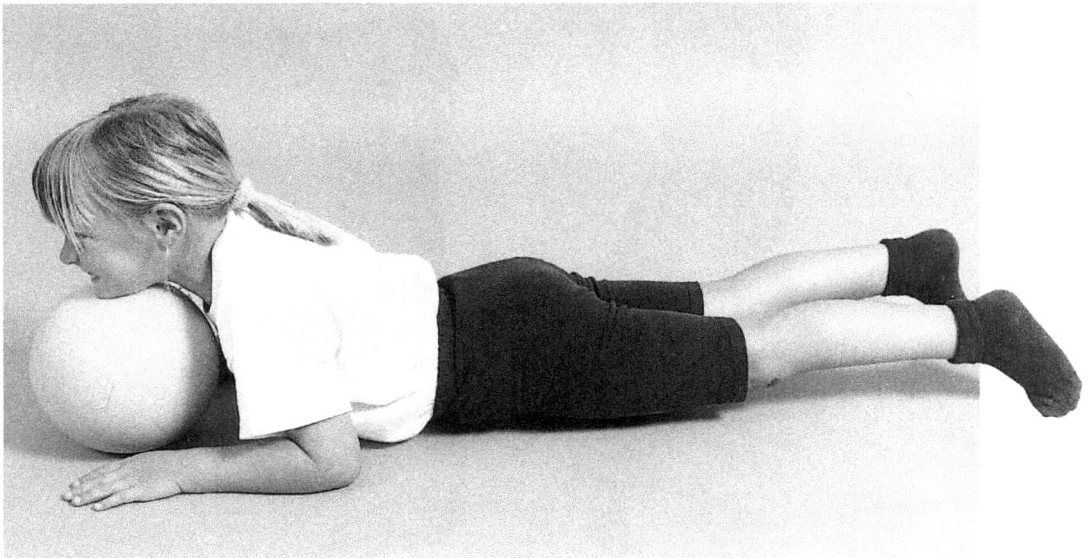

La madre y el niño se dan la espalda, quedándose de pie; se pasan la pelota por encima de la cabeza y luego por entre las piernas.

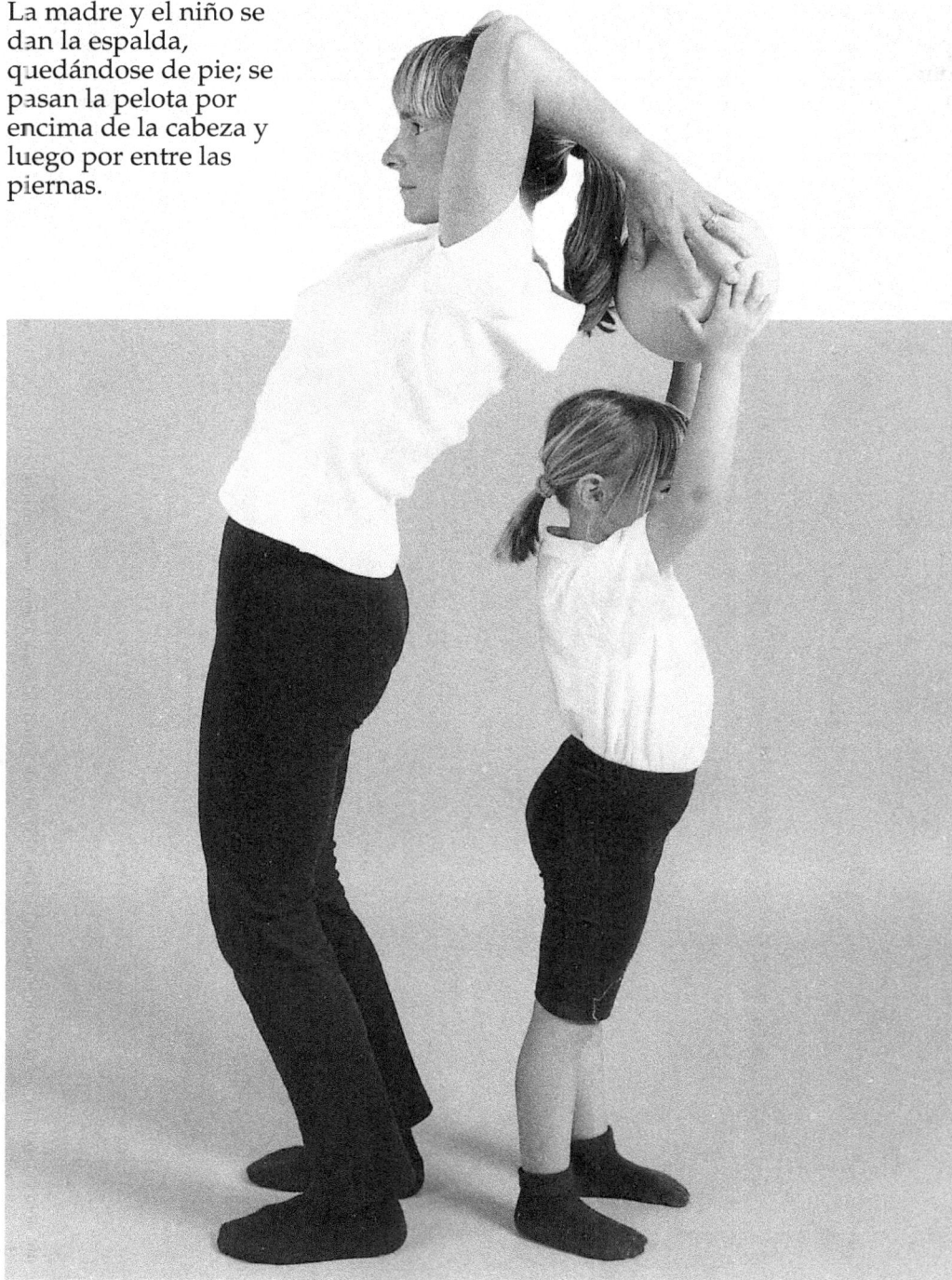

En este juego se le pide al niño la capacidad de valorar la distancia que separa sus manos de las de la madre, y de realizar un movimiento adecuado, aunque en este caso las informaciones de tipo visual no sean de gran ayuda.

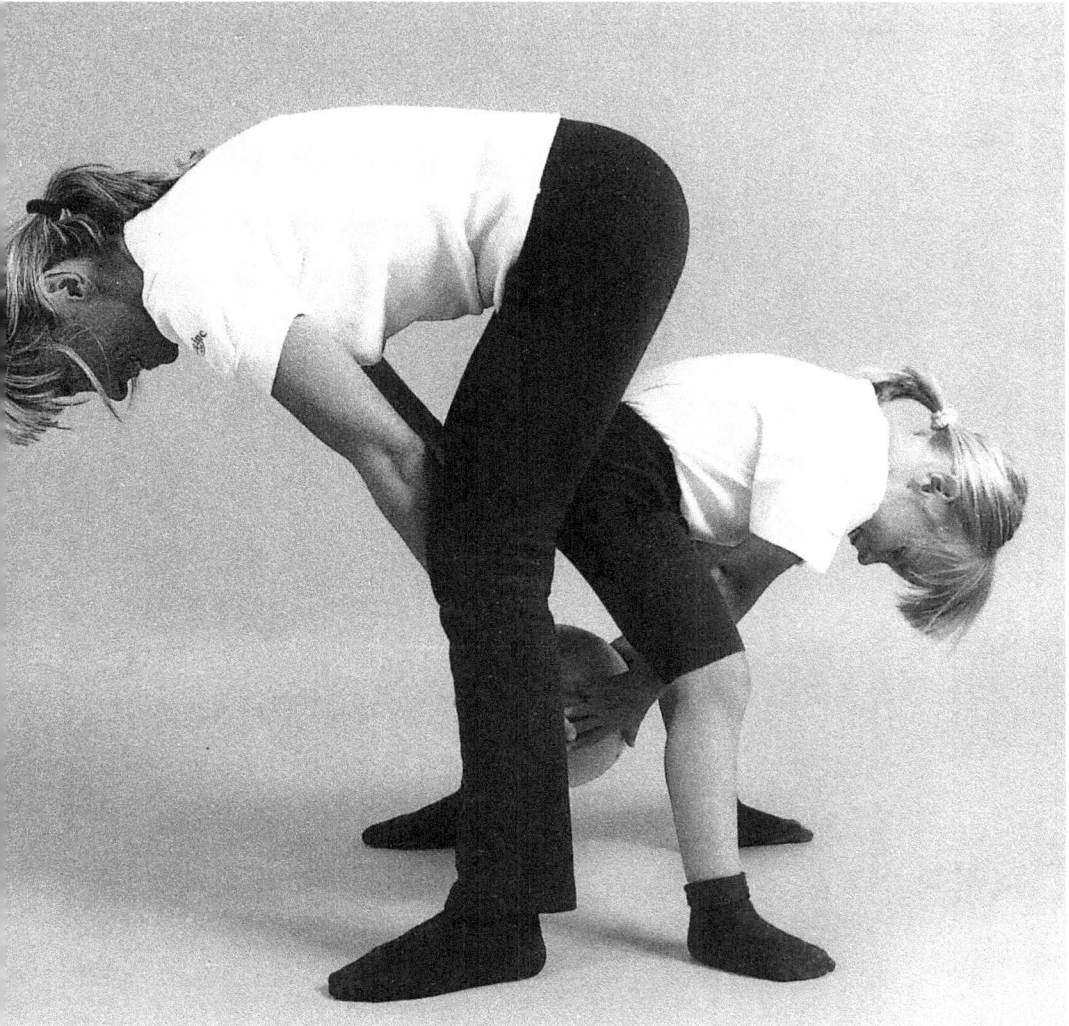

La madre y el niño, cara a cara y a unos metros de distancia, se pasan la pelota haciéndola girar por el suelo.

Este sencillo juego permite que el niño se familiarice con los conceptos de distancia y velocidad, variando la intensidad de la fuerza que se debe imprimir a la pelota.

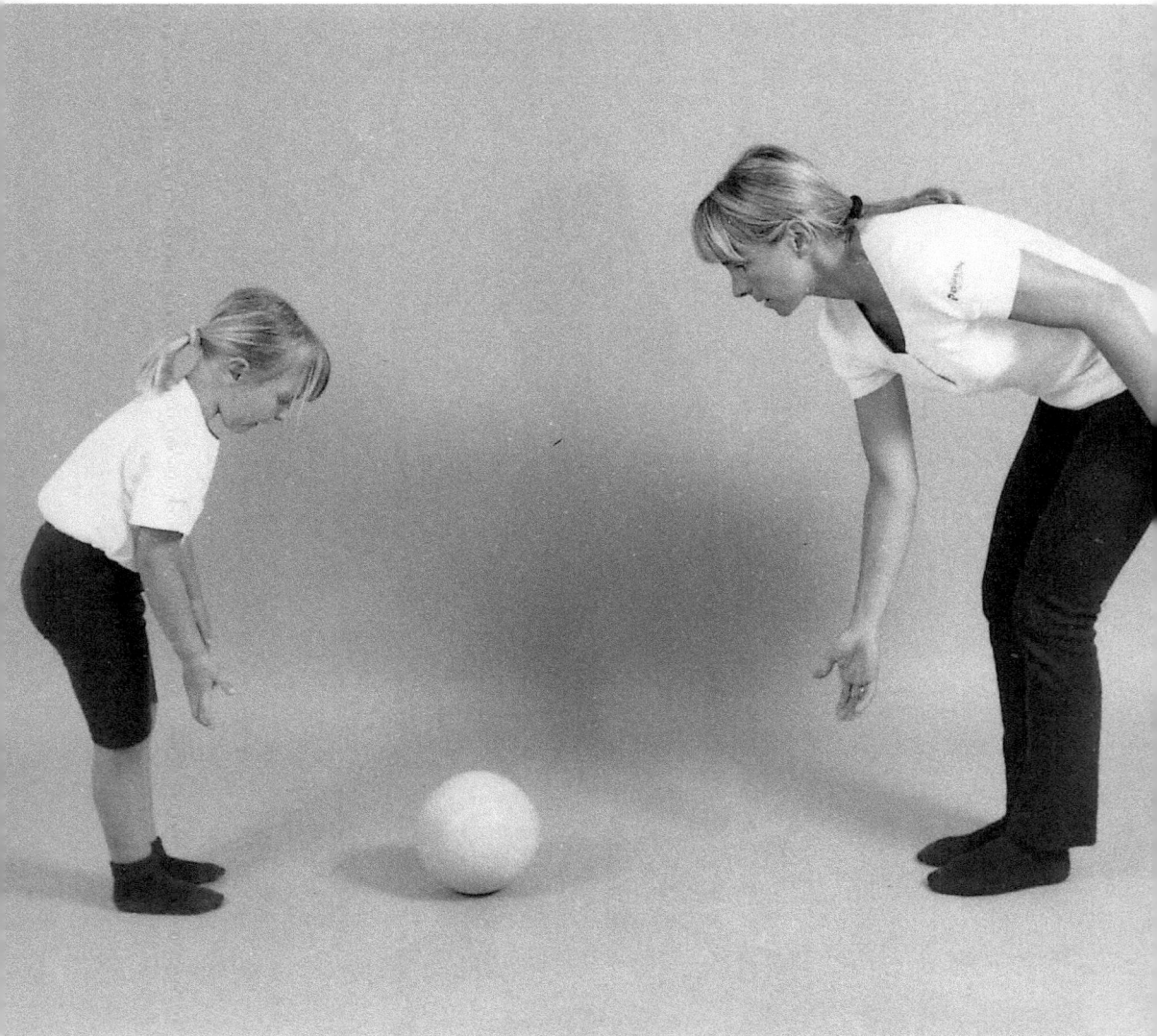

El niño corre al lado de la pelota que la madre hace girar por el suelo. Este juego reclama al niño la capacidad de adecuar su velocidad a la de la pelota y por lo tanto se le ayuda en el desarrollo de la coordinación espaciotemporal.

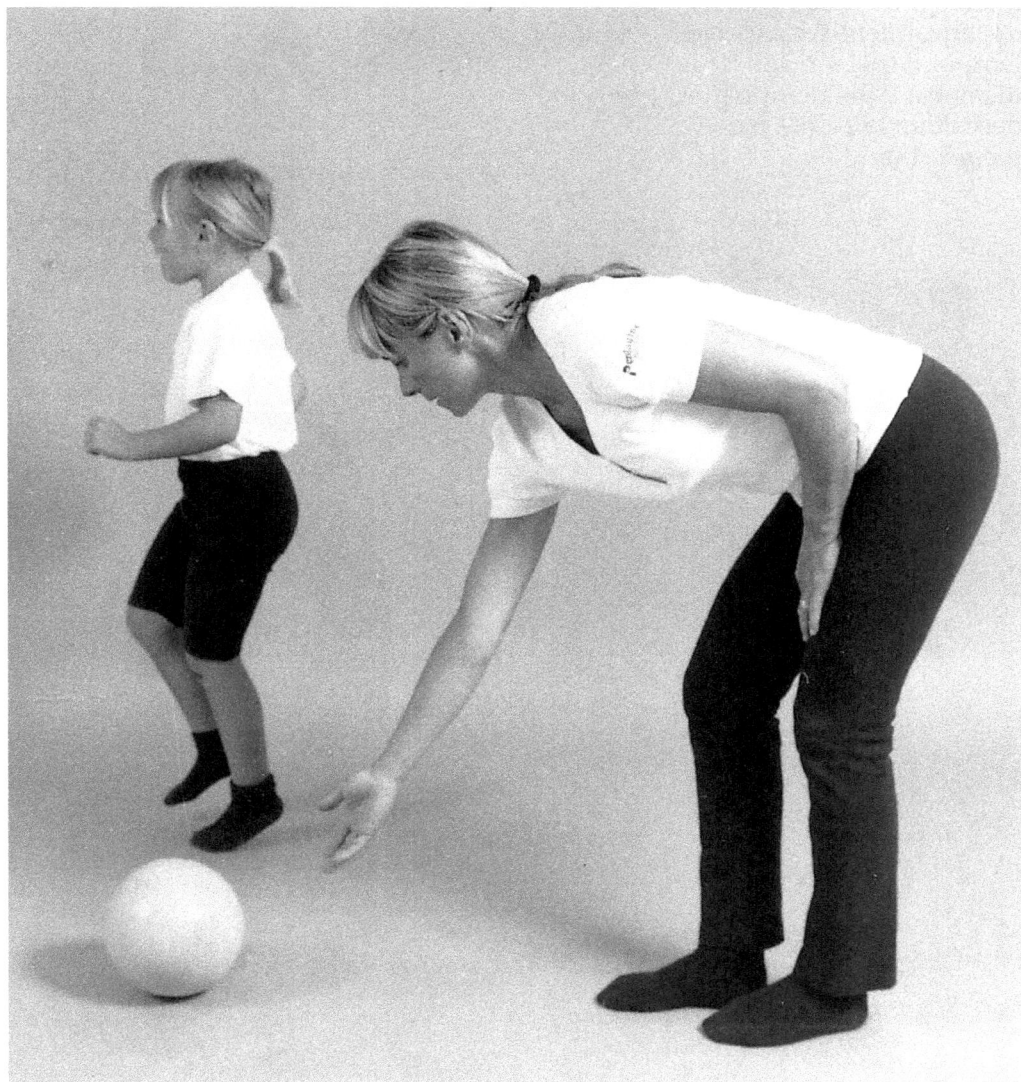

El niño camina libremente mientras la madre intenta darle con la pelota; si lo consigue se invierten los papeles.

Este juego exige la capacidad de apuntar y lanzar la pelota por lo que desarrolla la coordinación intersegmentaria (acción de lanzamiento) y espacio-temporal (percepción de la distancia y del tiempo que necesitará la pelota para recorrerla).

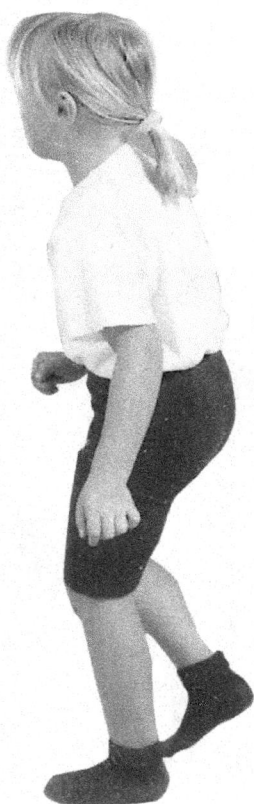

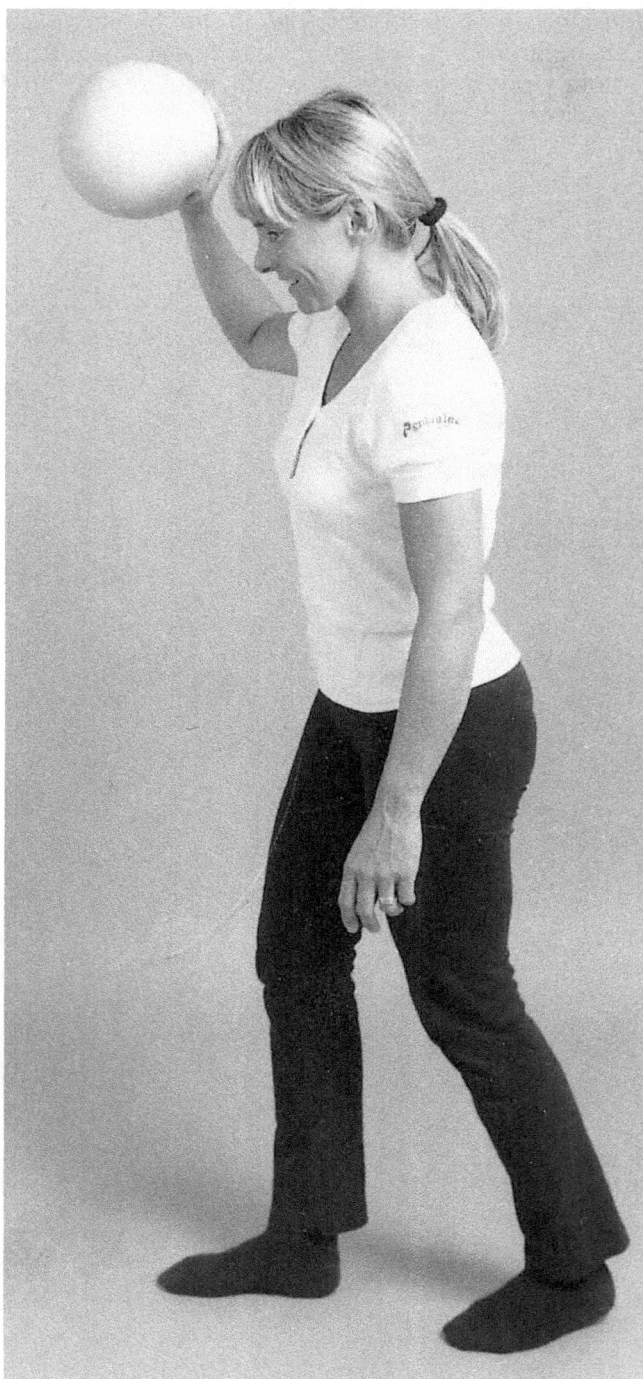

DE SIETE A DOCE AÑOS

JUEGOS CON EL CUERPO

Estos juegos no prevén la utilización de ningún instrumento.

Se trata, en general, de juegos por parejas, con el objetivo de consolidar la capacidad de fuerza, pero también el desarrollo de la fantasía, de la sociabilidad, de la aptitud para adoptar un papel y por lo tanto de dar rienda suelta a la imaginación y a la expresión corporal. Además de educar el sentido del ritmo, y de su aplicación al movimiento, ayuda al niño en el proceso de refuerzo de los principales esquemas motores.

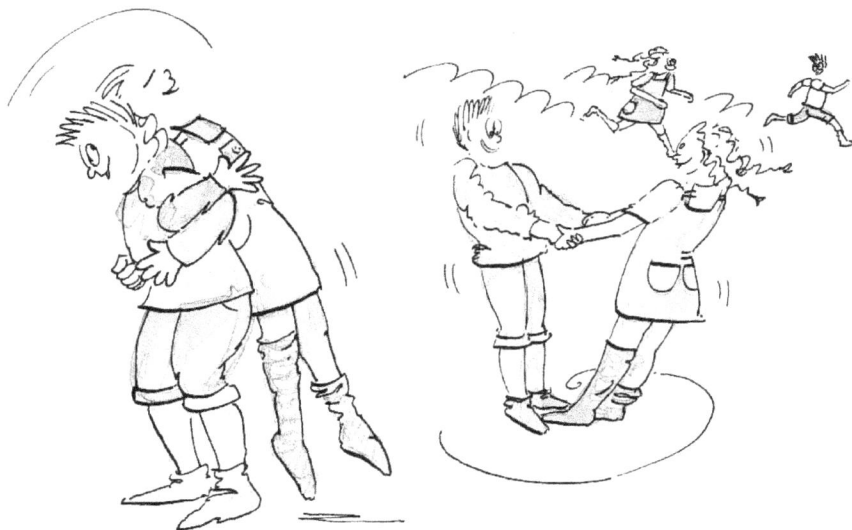

La carretilla

Un niño se estira en el suelo boca abajo apoyándose sobre los brazos estirados mientras otro lo sujeta por los tobillos. El niño estirado en el suelo mantiene el cuerpo rígido sin oscilar con las caderas y camina sobre las manos, mientras el que está de pie sujetándolo se desplaza hacia delante.

Se trata de un juego de fuerza que trabaja, sobre todo, la musculatura de las extremidades superiores y del tronco.

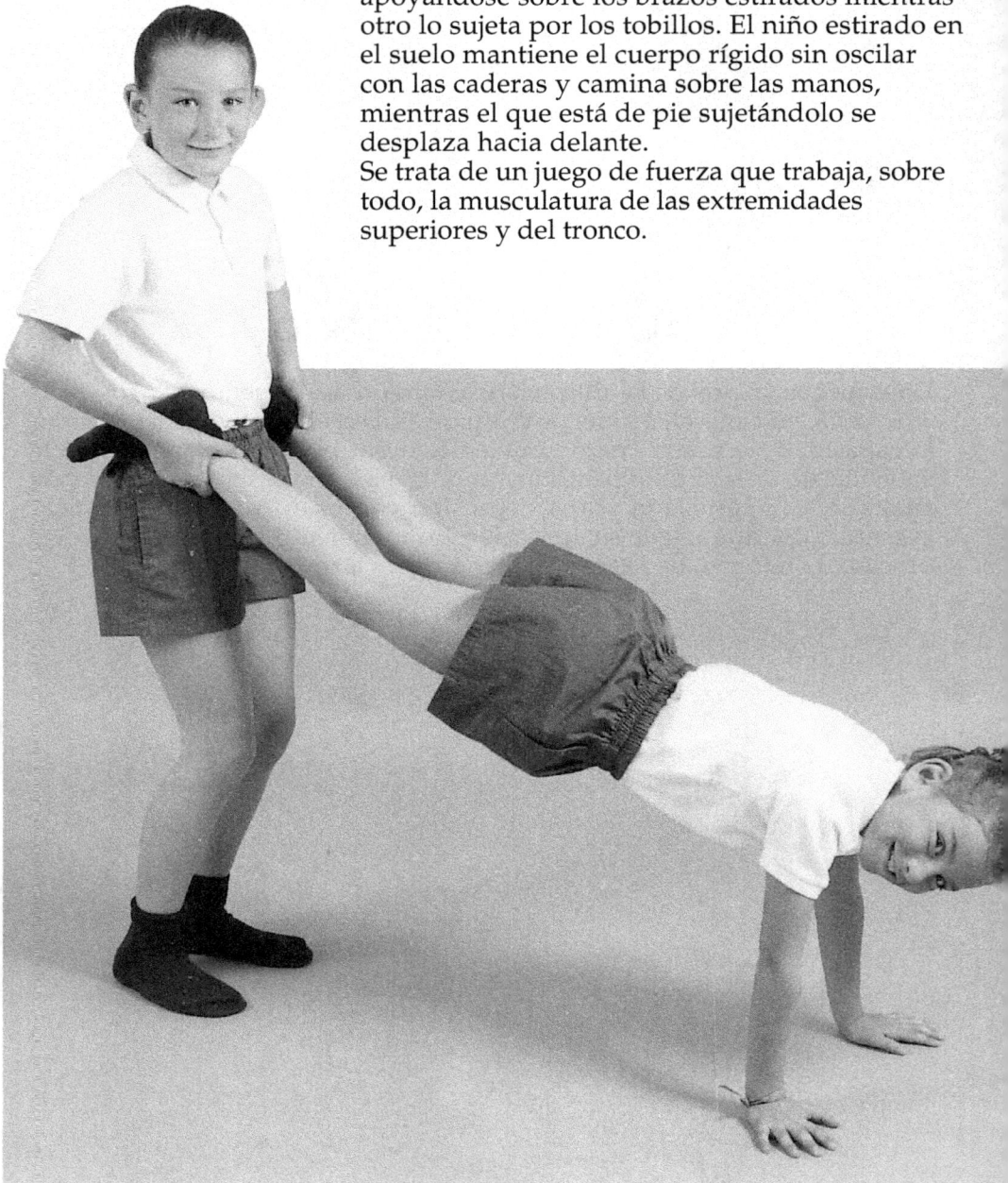

La mesa

Un niño se coloca a cuatro patas con la espalda
en el suelo (tal como se ha visto en los ejercicios
precedentes y en particular en la pág. 48) y otro
sujeta sus tobillos levantándolos del suelo para
desplazarse luego lentamente hacia delante y
hacia atrás.
Se trata de un juego de fuerza que trabaja la
musculatura de las extremidades superiores y
del tronco (el llamado *tono corporal*).

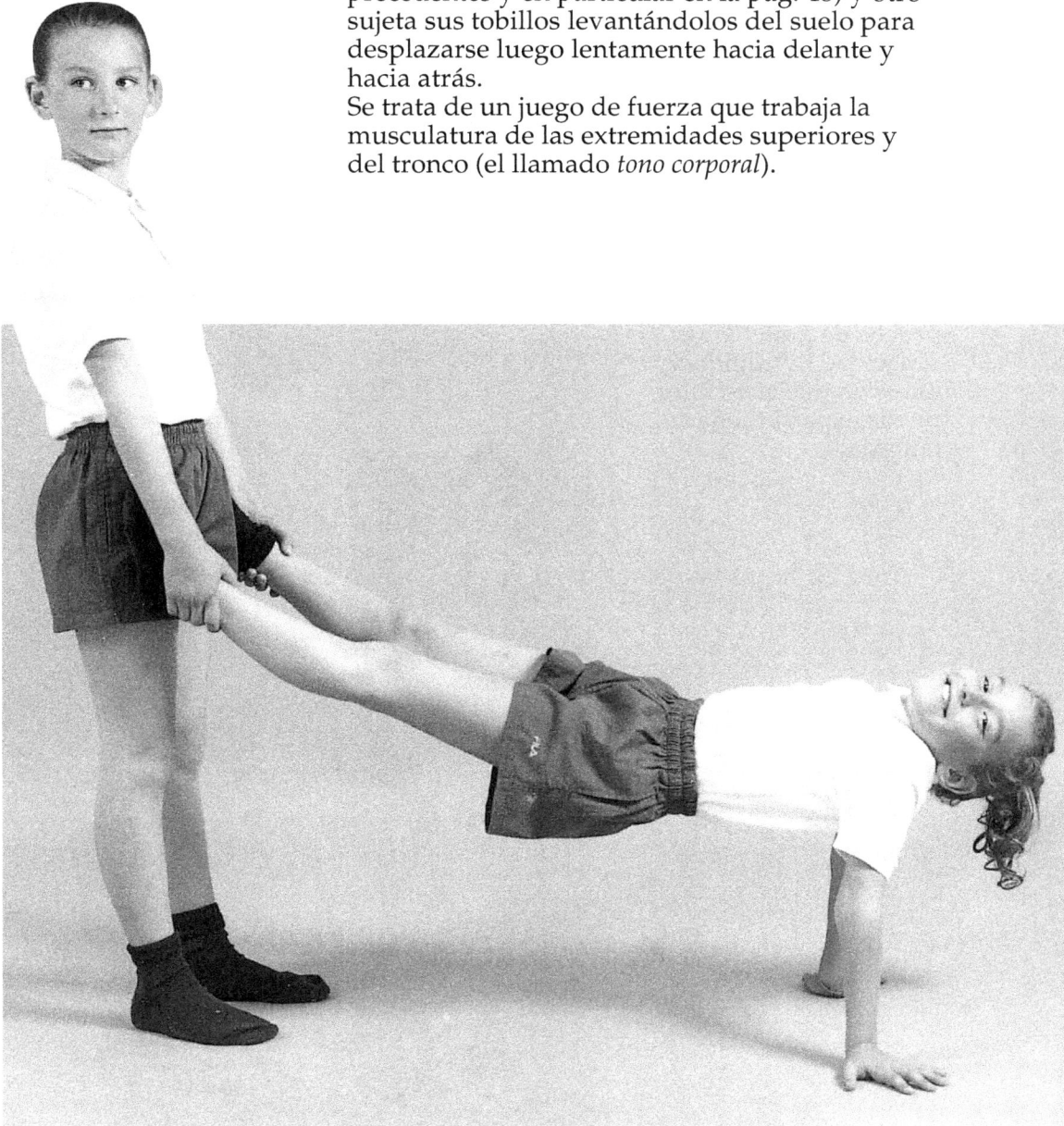

El escultor

Un niño, que interpreta
el papel del escultor,
coloca al otro, que hace
de estatua, de la forma
deseada, desplazándole
los brazos, las piernas, la
cabeza, etc.; la estatua
tiene que mantener la
posición que se le da. Se
trata de un juego de
imitación en el que nos
ponemos en el papel del
escultor y de la estatua;
la estatua tiene que dar
prueba de gran
capacidad de equilibrio,
mientras que el escultor
puede expresar toda su
fantasía.

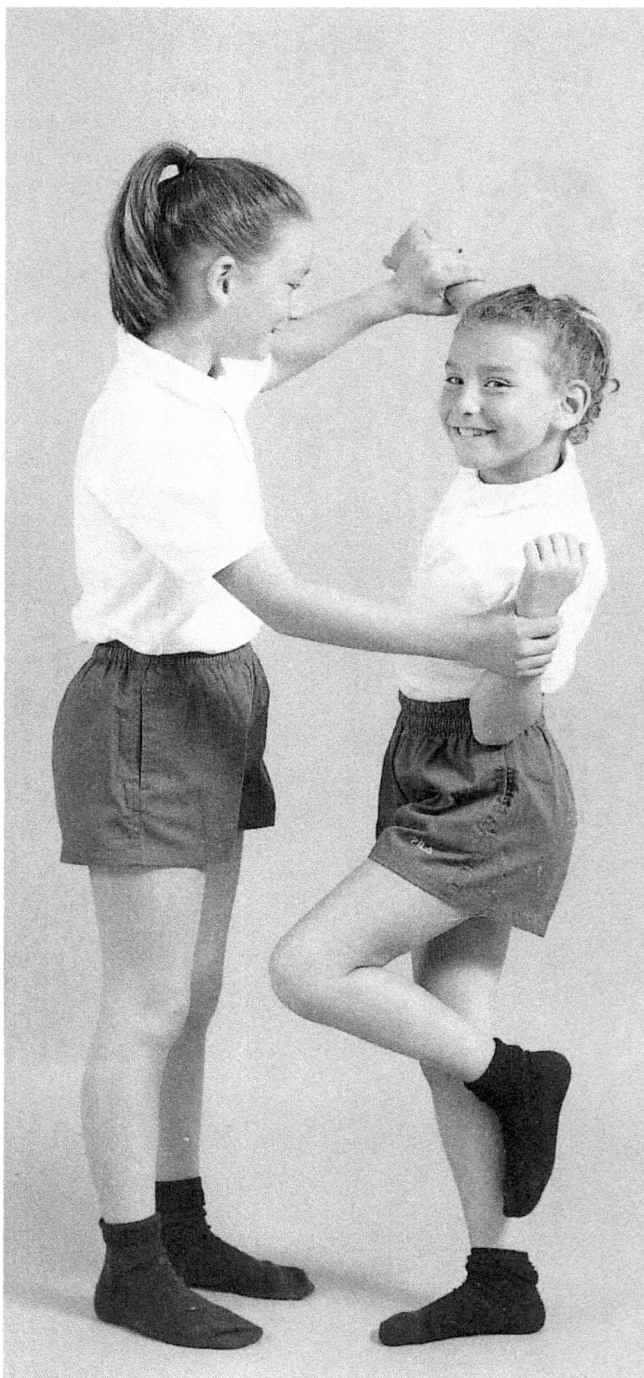

El espejo

Un niño se coloca de la forma deseada, mientras el otro debe copiarlo como si fuera la imagen del espejo en el que el primer niño se reflejase.
Se trata de un juego de imitación en el que se toma conciencia de las diversas partes del cuerpo y se aprende a reconocerlas sobre el otro, reforzando también la capacidad de distinguir la derecha y la izquierda.

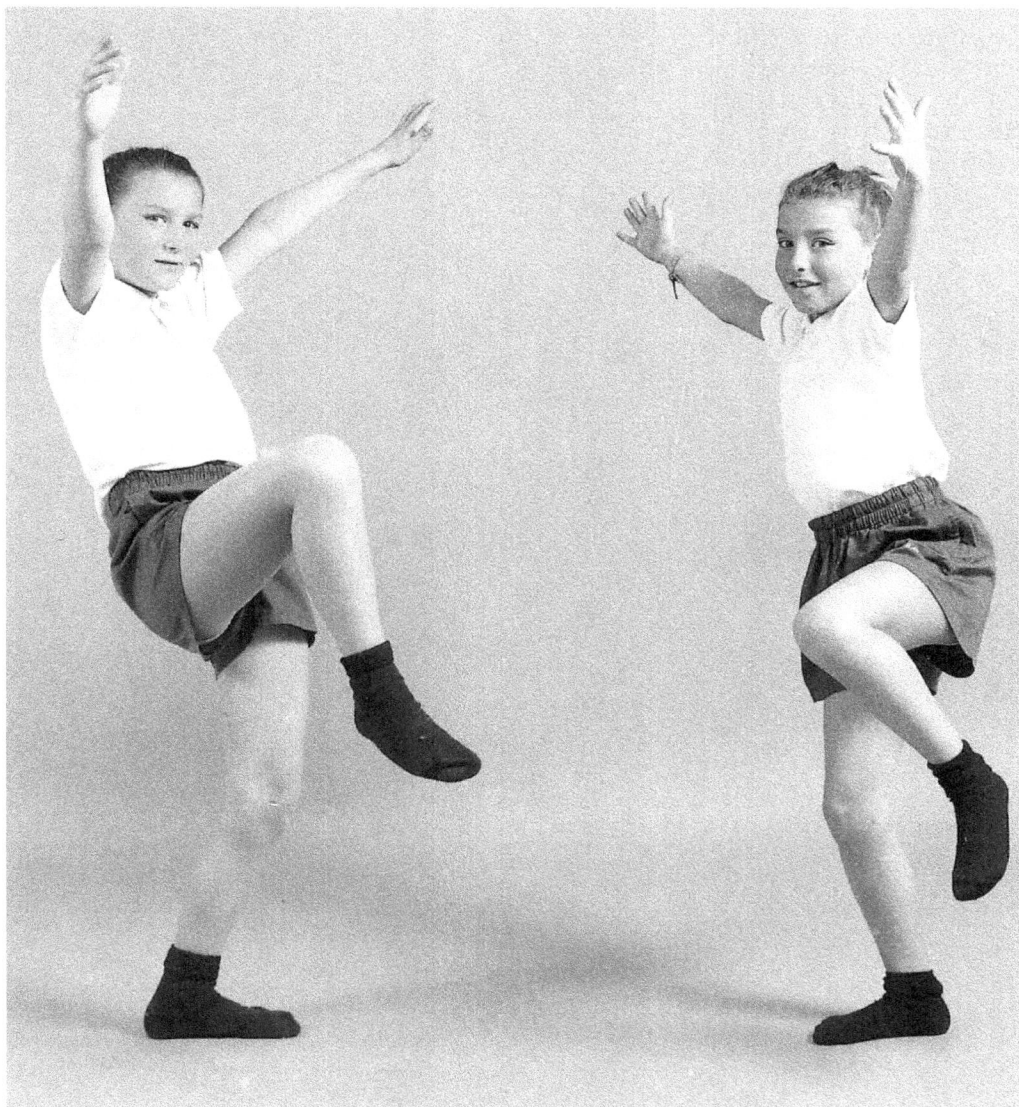

El columpio

Dos niños se ponen uno
frente al otro y se cogen de
las manos: uno dobla las
rodillas para volver luego
a la posición erguida
mientras se agacha el otro.
Se trata de un sencillo
juego de coordinación y
sintonía en el que se
refuerza la musculatura
de la extremidades
inferiores.

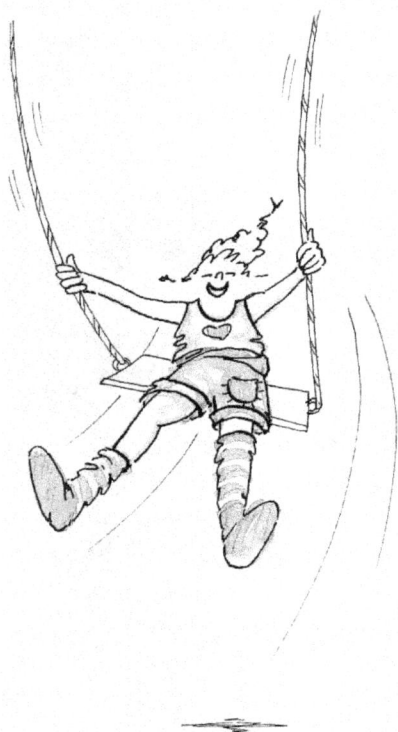

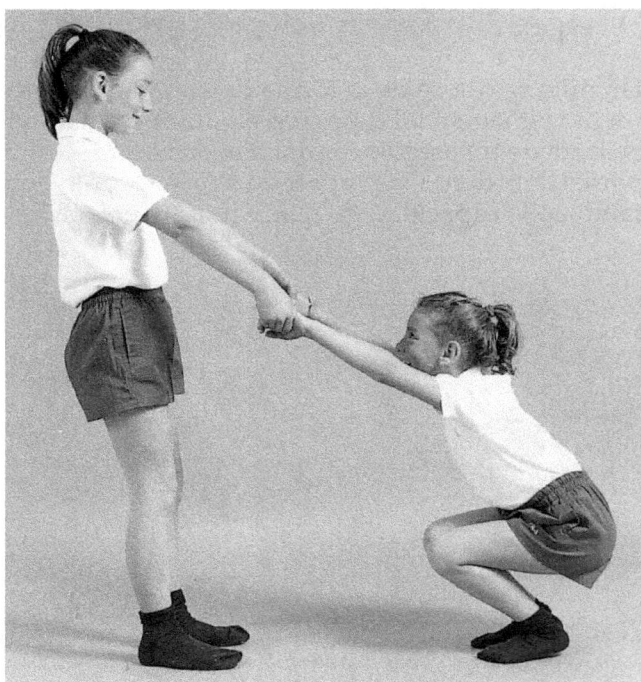

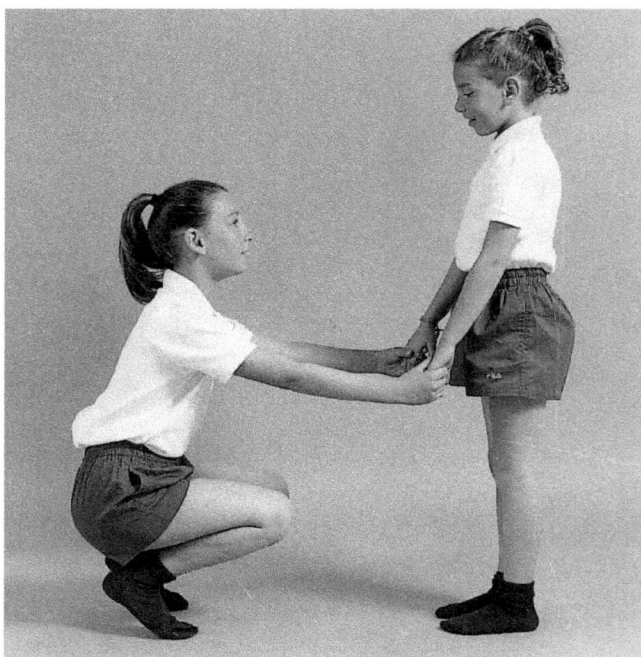

Un niño da palmadas y cambia el ritmo mientras el otro intenta apoyar en el suelo el pie al mismo tiempo.
Este juego sirve para ayudar al niño en el desarrollo del sentido del ritmo; de hecho tiene que estar muy atento al momento de la palmada de las manos del compañero y hacer coincidir el apoyo del pie con la emisión del sonido.

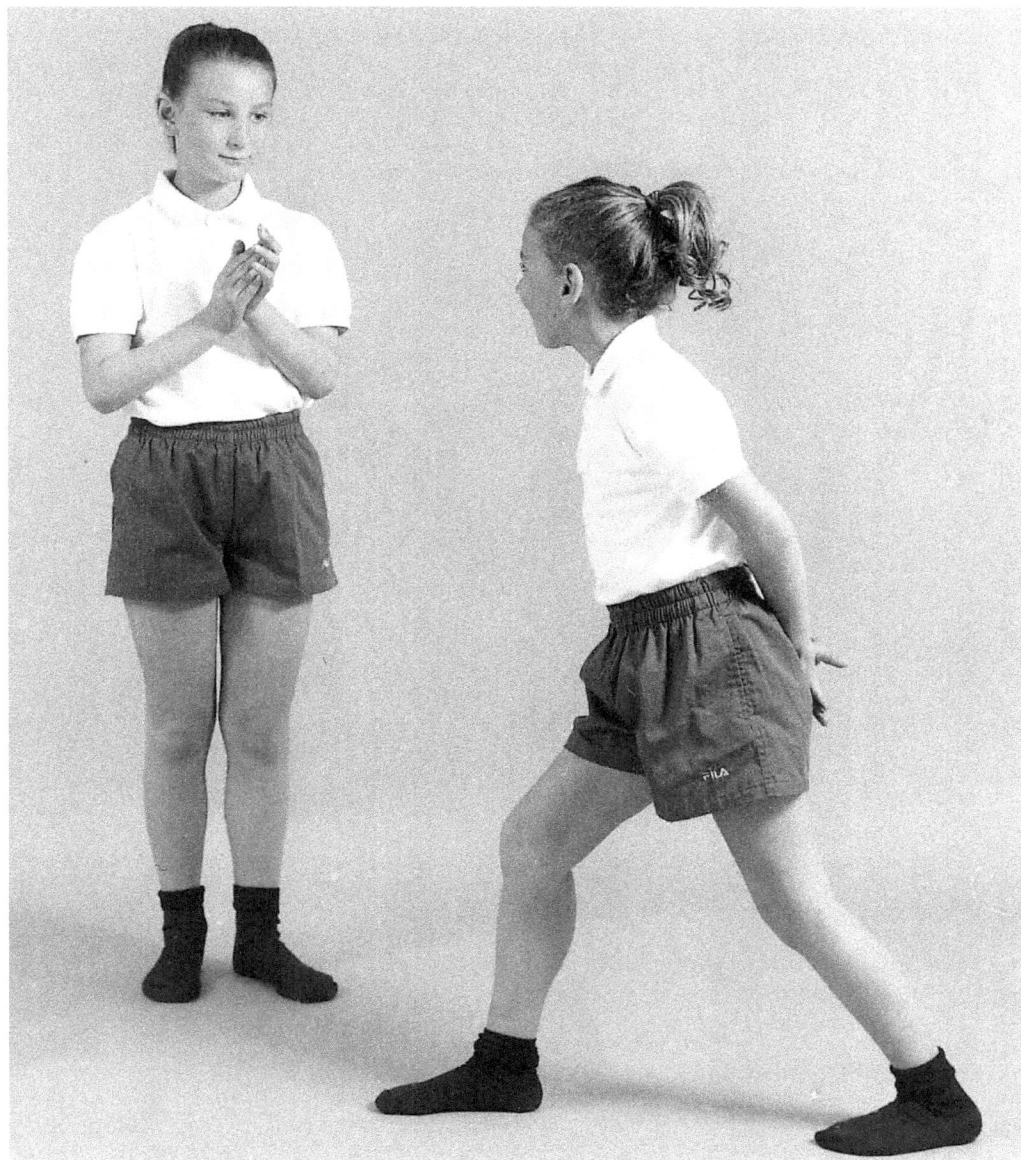

Pulso de pie

Dos niños se ponen uno frente al otro y se sujetan por la mano derecha manteniendo el pie izquierdo uno cerca del otro. Dando empujones y estirando, cada uno intenta desequilibrar al adversario. Pierde el que desplaza primero el pie izquierdo del suelo.

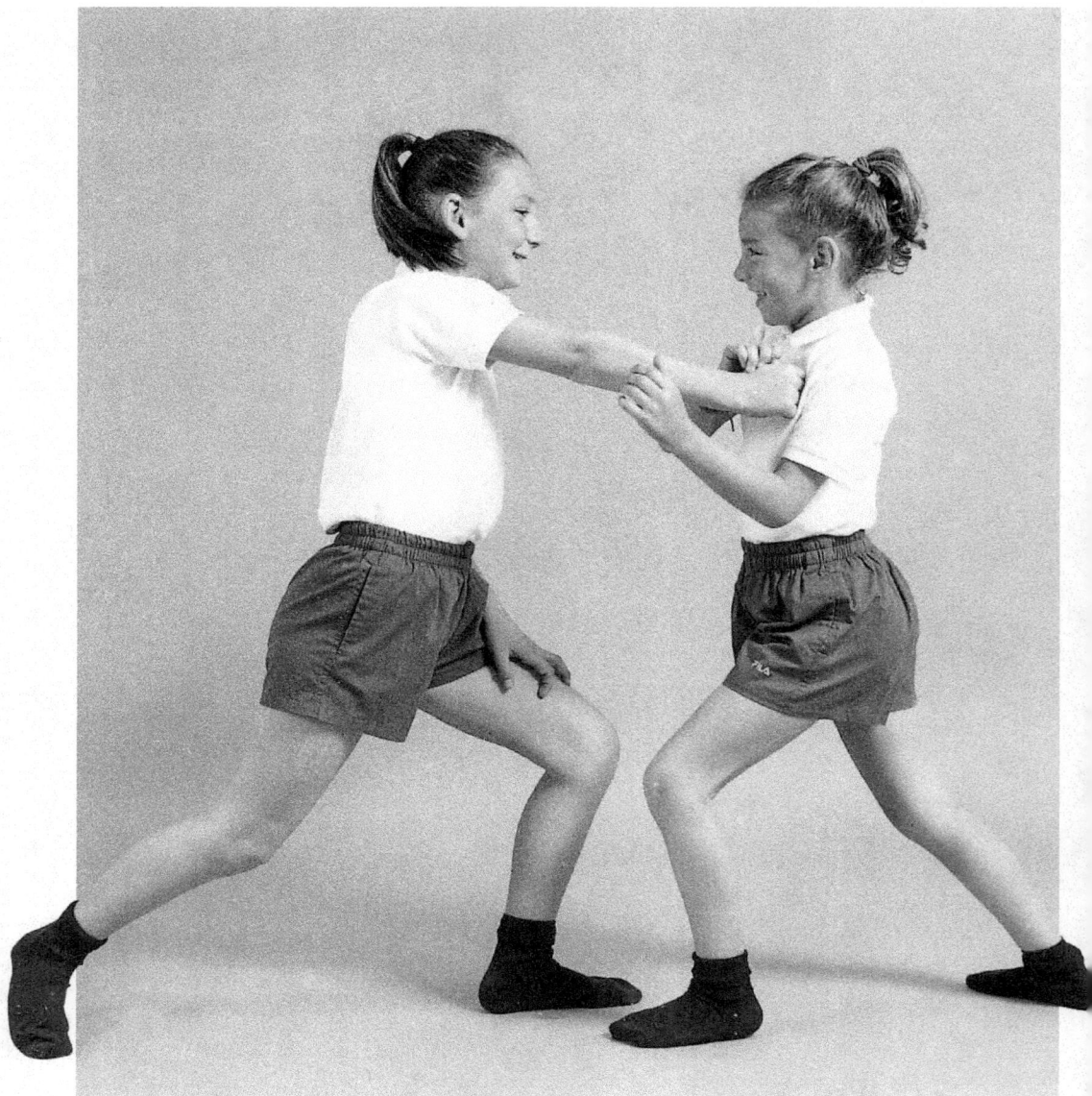

Se trata, tal como dice el propio nombre del juego, de *hacer un pulso*, de una presentación de fuerza pero también de equilibrio y de picardía; de hecho, no gana siempre el más fuerte como sucedería en el pulso clásico, sino quien coge de sorpresa al adversario, empujando y estirando con la intensidad correcta y en el momento más oportuno.

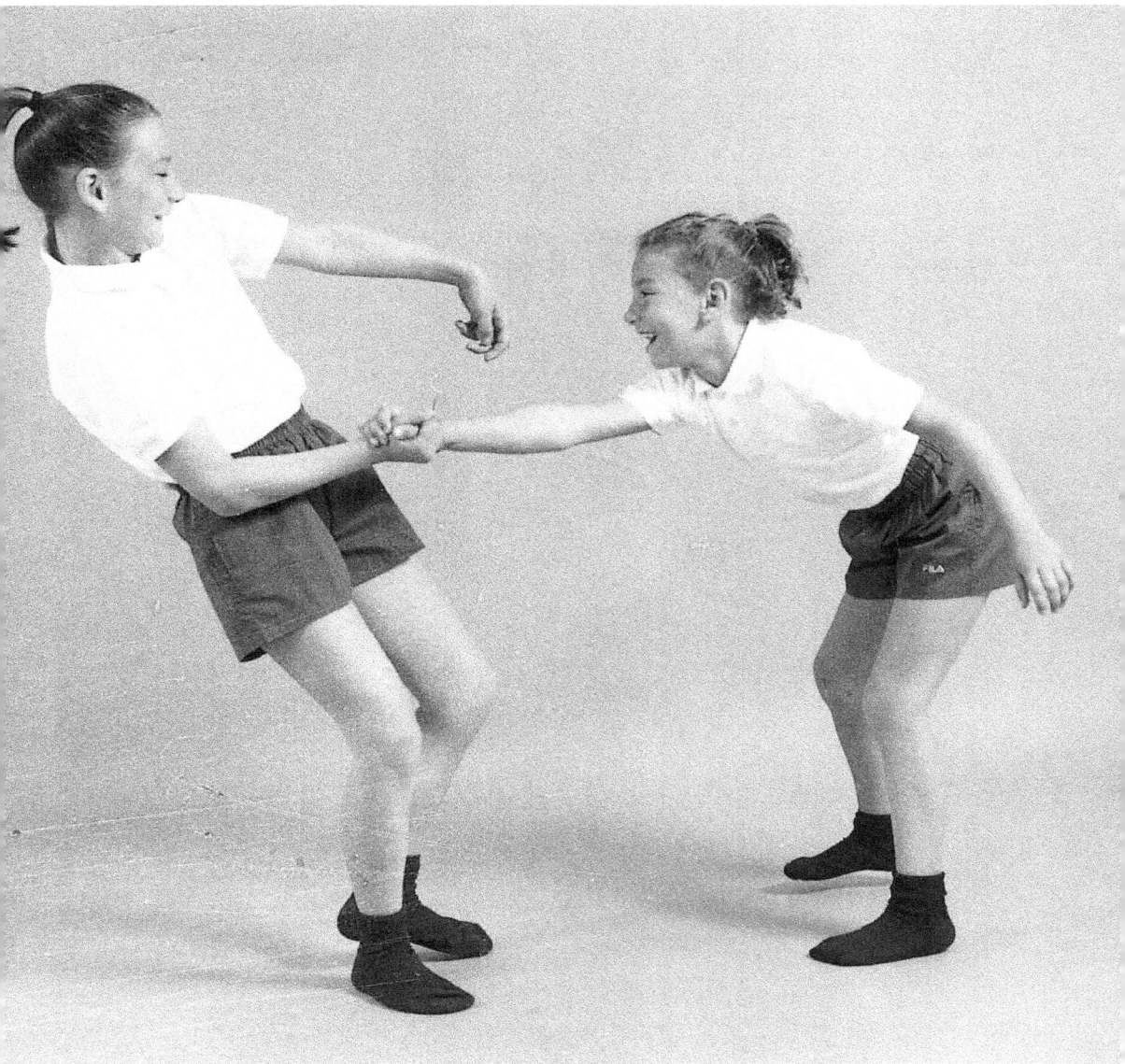

Pulso en el suelo

Este es el clásico pulso que todos conocemos, si bien los niños deberán estirarse en el suelo porque se trata de una posición más cómoda y natural para ellos.
Dos niños estirados boca abajo se dan la mano derecha apoyando la otra en el suelo y realizan el pulso. Gana quien consigue primero colocar el dorso de la mano del adversario contra el suelo.
Se trata de una prestación de fuerza pura en la que no se precisan otras capacidades, sólo la de resistir el esfuerzo el mayor tiempo posible.

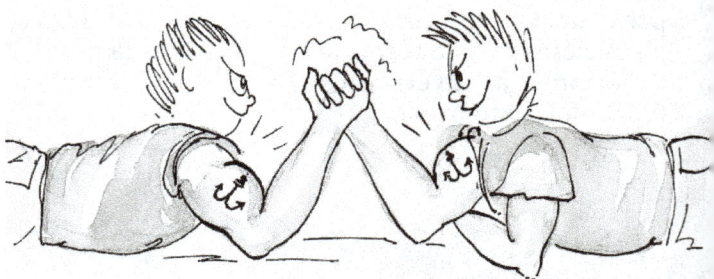

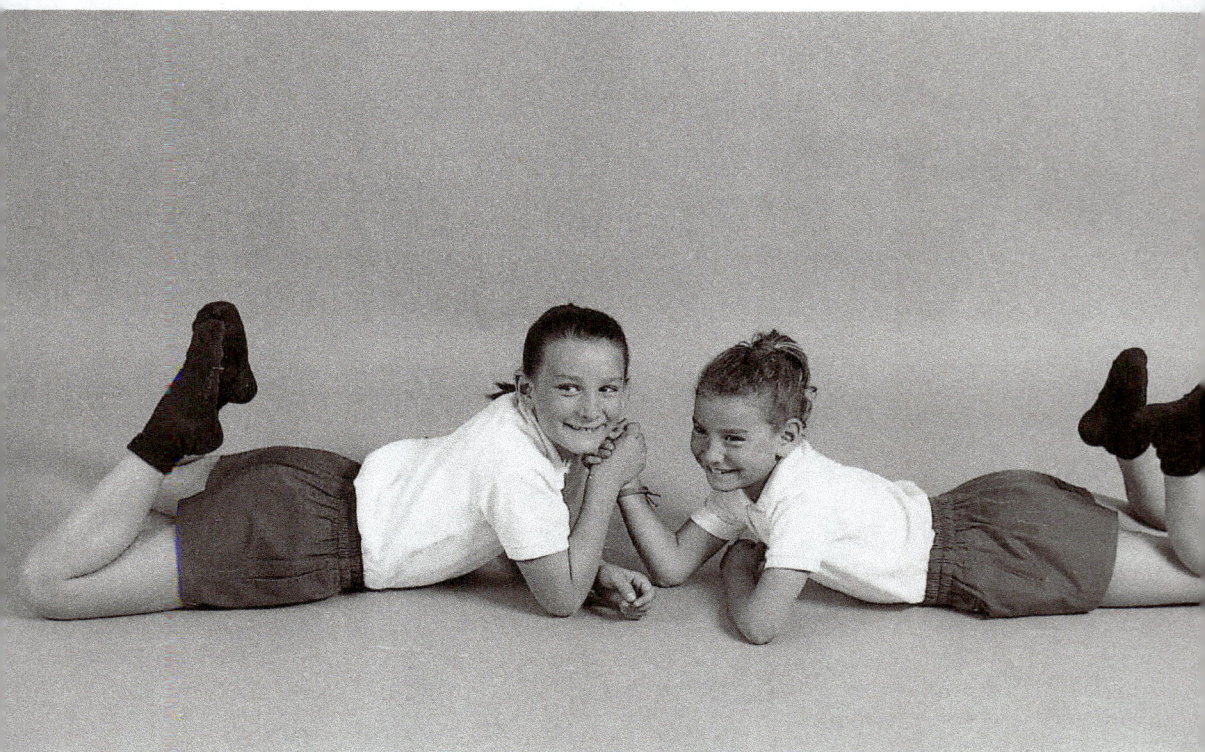

Un niño se pone a gatas, apoyándose en las manos y en las rodillas, mientras otro intenta moverlo. Se trata de un juego de fuerza que hace trabajar la musculatura de todo el cuerpo de la persona que está en el suelo, sobre todo en las extremidades superiores, y el tronco del que intenta desplazar al compañero.

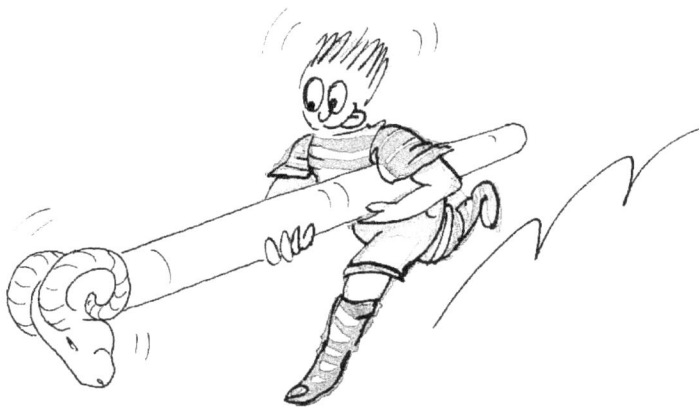

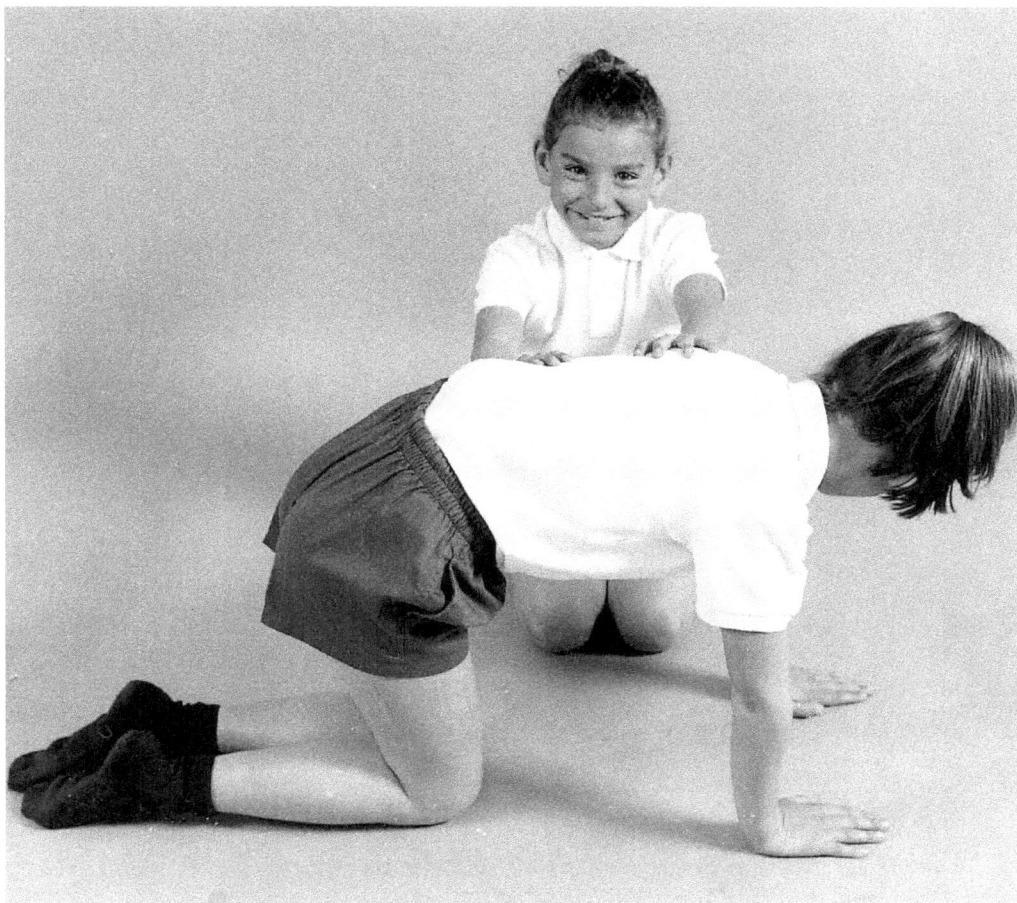

Ejercicio 10

Un niño se estira en el suelo boca abajo y el otro intenta girarlo.
Se trata de un juego de fuerza que hace trabajar toda la musculatura del que está estirado y la musculatura de las extremidades superiores del que intenta desplazar al compañero.

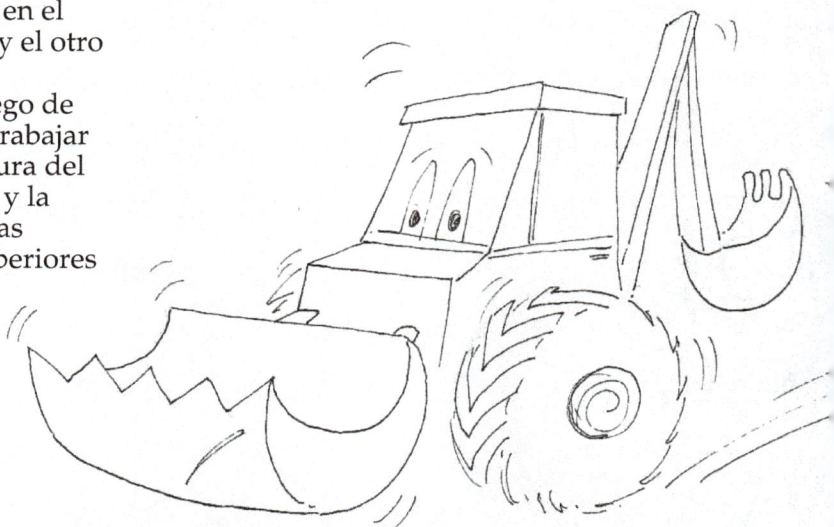

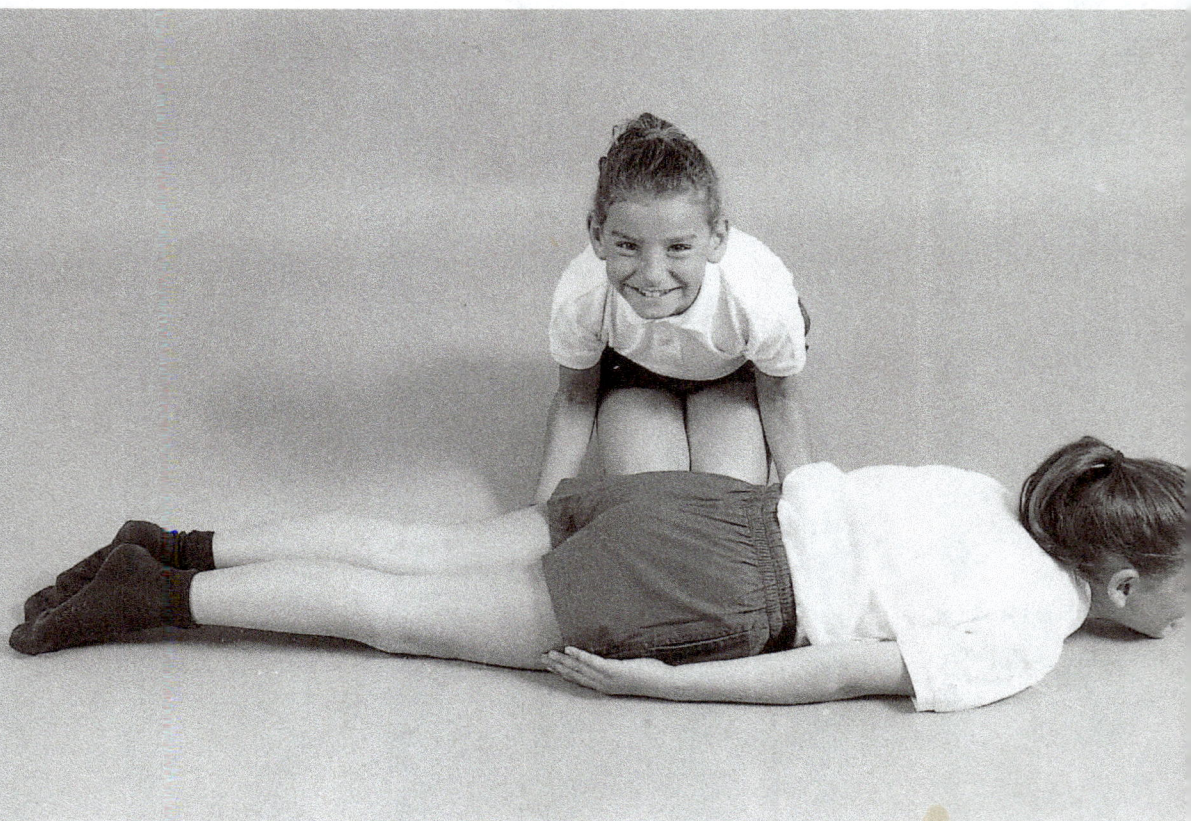

Un niño se estira en el suelo boca abajo mientras el otro, colocado encima de él, tiene que impedirle que se levante.
Se trata de un juego de fuerza que hace trabajar gran parte de los grupos musculares de los dos niños.

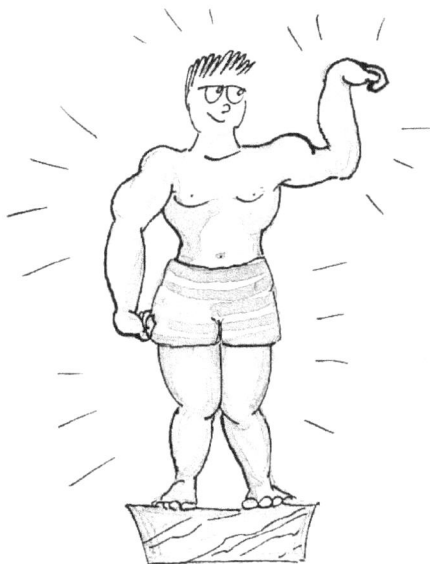

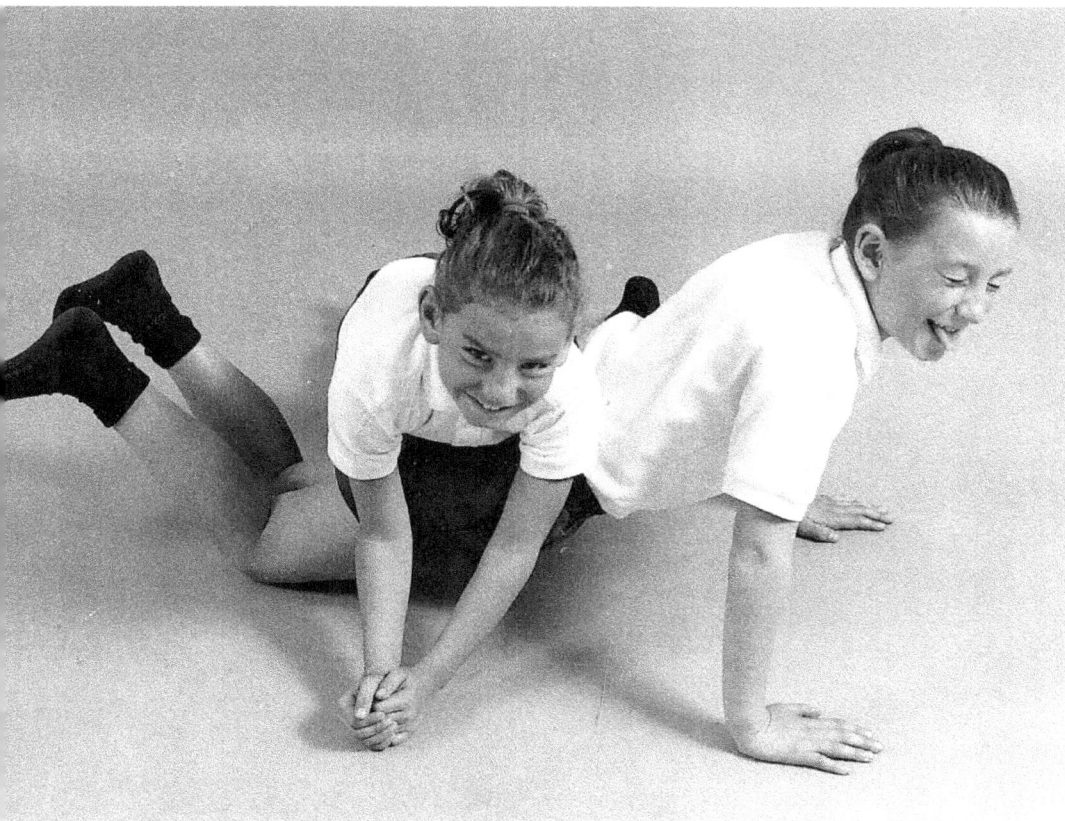

Un niño cruza los brazos
delante del pecho
manteniendo las palmas
de las manos en contacto
con los hombros: otro
tiene que intentar
separar de la espalda
las manos del
compañero.
En este juego se
desarrolla la fuerza de las
extremidades superiores.

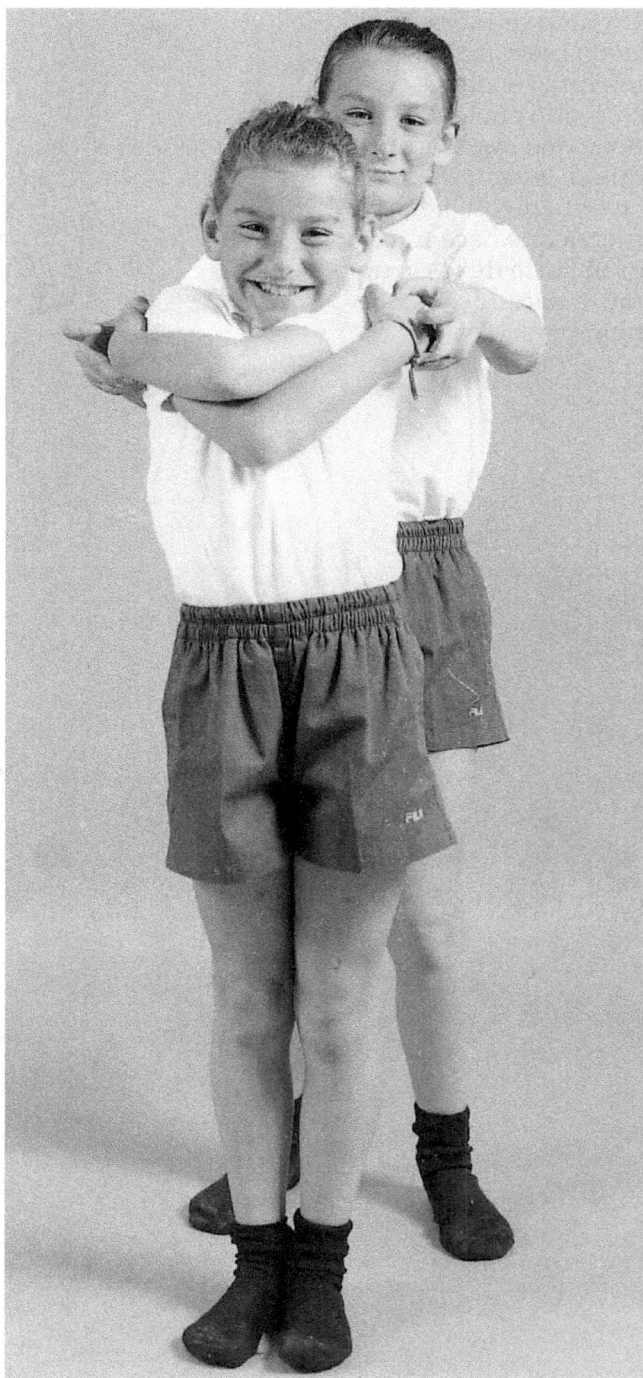

La balanza

Dos niños se ponen uno frente al otro, con los pies juntos, dándose las manos, y doblan al mismo tiempo las rodillas mientras intentan mantener el equilibrio. En este juego se desarrolla la fuerza de las extremidades superiores y del tronco y se precisa, además, una buena capacidad de equilibrio.

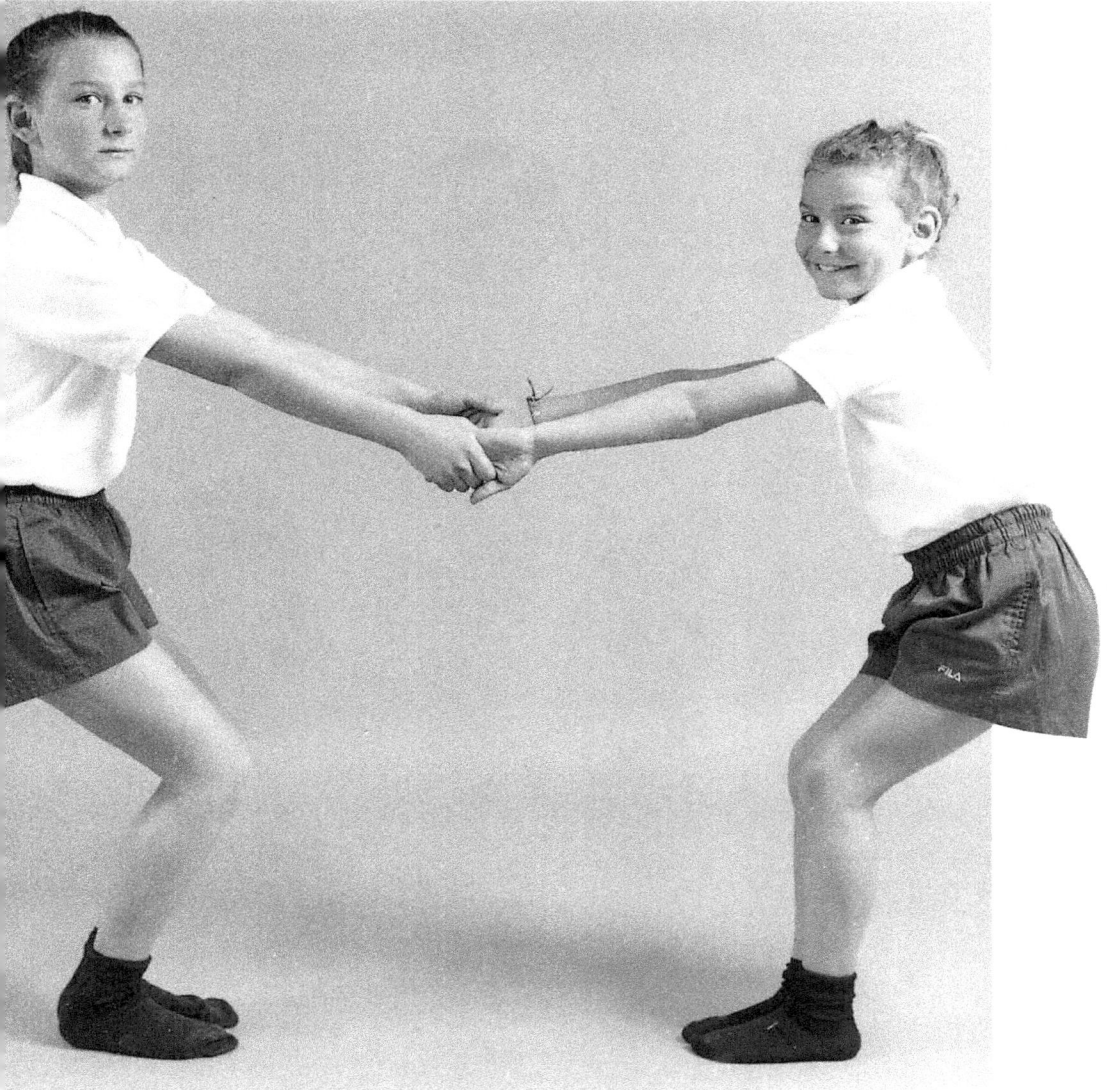

Ejercicio 14

Un niño se pone de espaldas al otro, que apoya las palmas de las manos sobre la espalda del primero y luego empuja hacia delante al compañero, que opone un mínimo de resistencia.

En este juego se desarrolla la fuerza de las extremidades inferiores y superiores del que empuja, así como la musculatura de las extremidades inferiores y el tronco del que resiste.

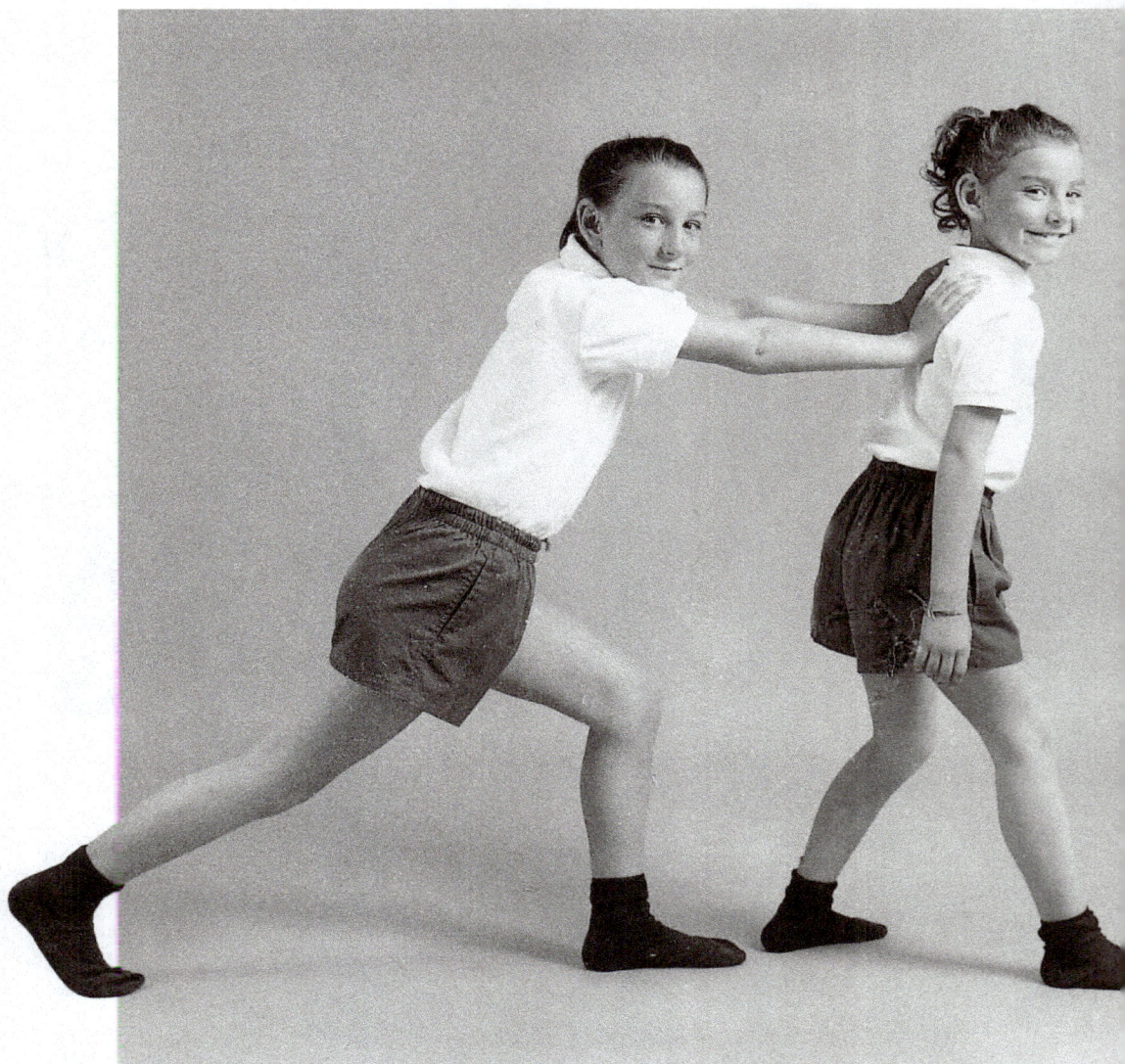

Dos niños, uno frente al otro, se sujetan por las manos e intentan caminar hacia atrás tirando cada uno del adversario.
En este juego se desarrollan las capacidades generales de fuerza aplicadas al esquema motor de tirar.

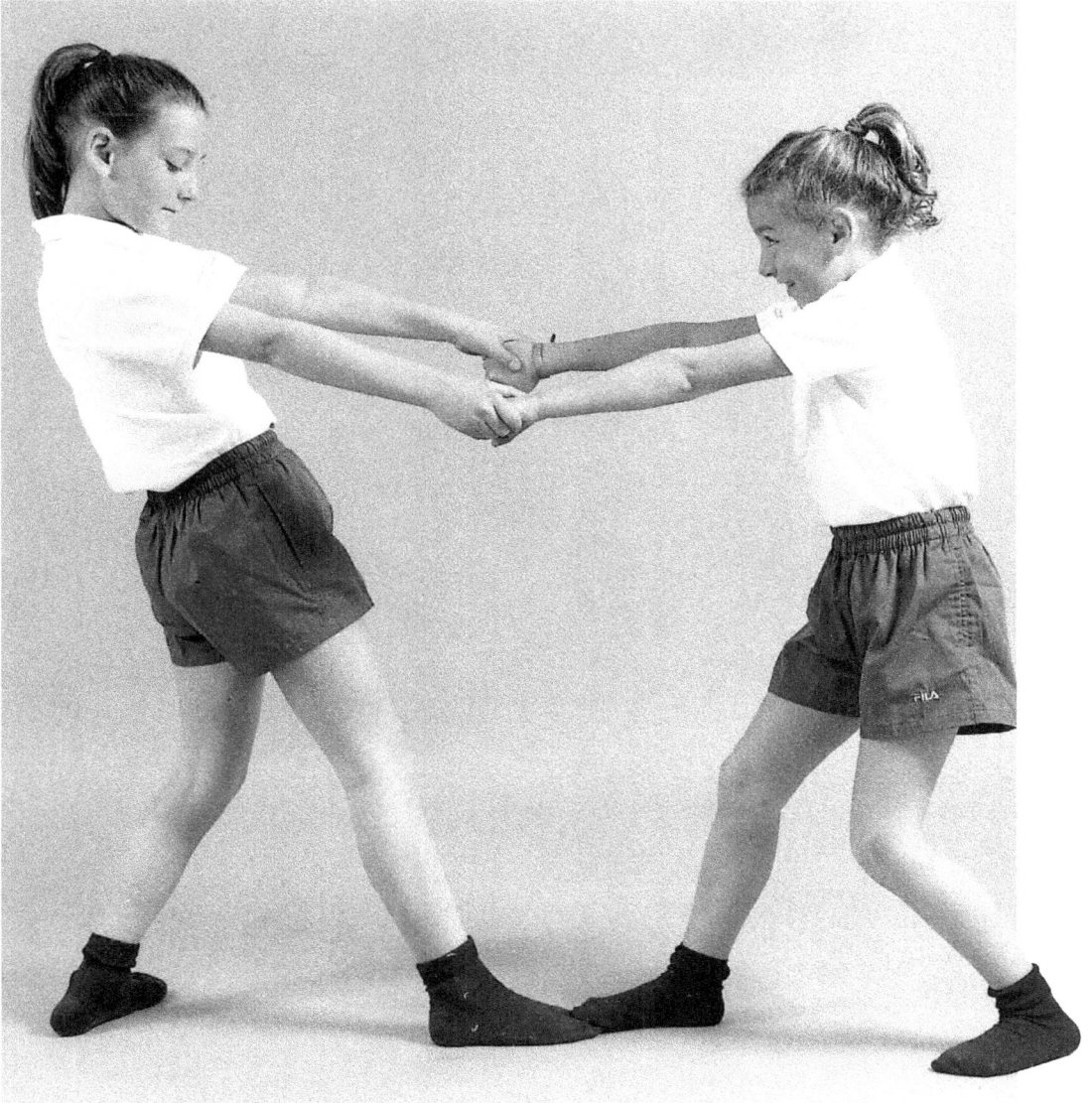

Dos niños, uno frente al otro, con las palmas de las manos juntas, se empujan intentando frenar al adversario.

Er este juego se desarrollan las capacidades generales de fuerza aplicadas al esquema motor de empuje.

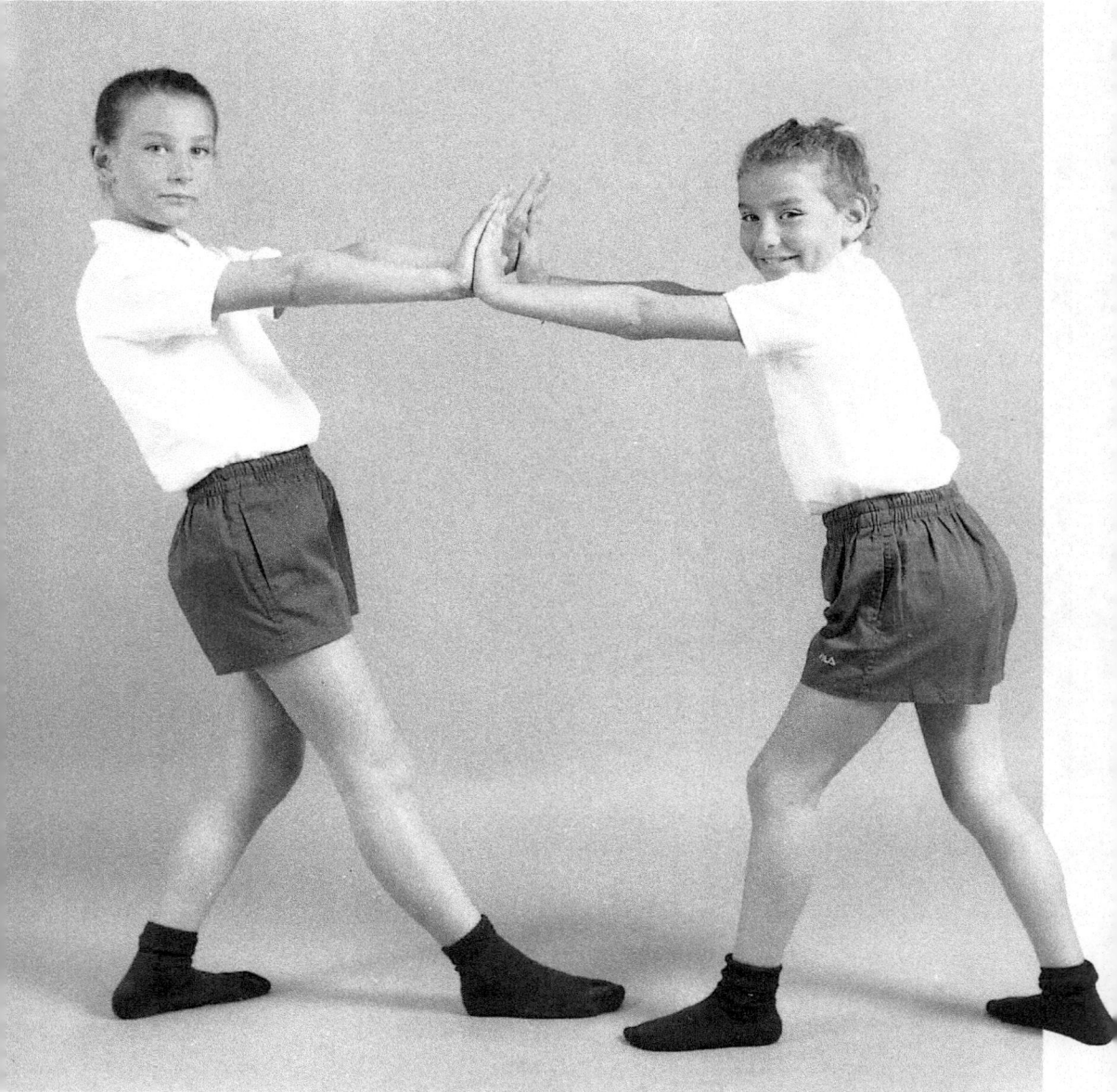

Un niño abraza a otro que le da la espalda, sujetándolo por la cintura: el niño atrapado intenta correr hacia delante.
En este juego se desarrollan las capacidades generales de fuerza aplicadas a los esquemas motores de arrastre activo y pasivo.

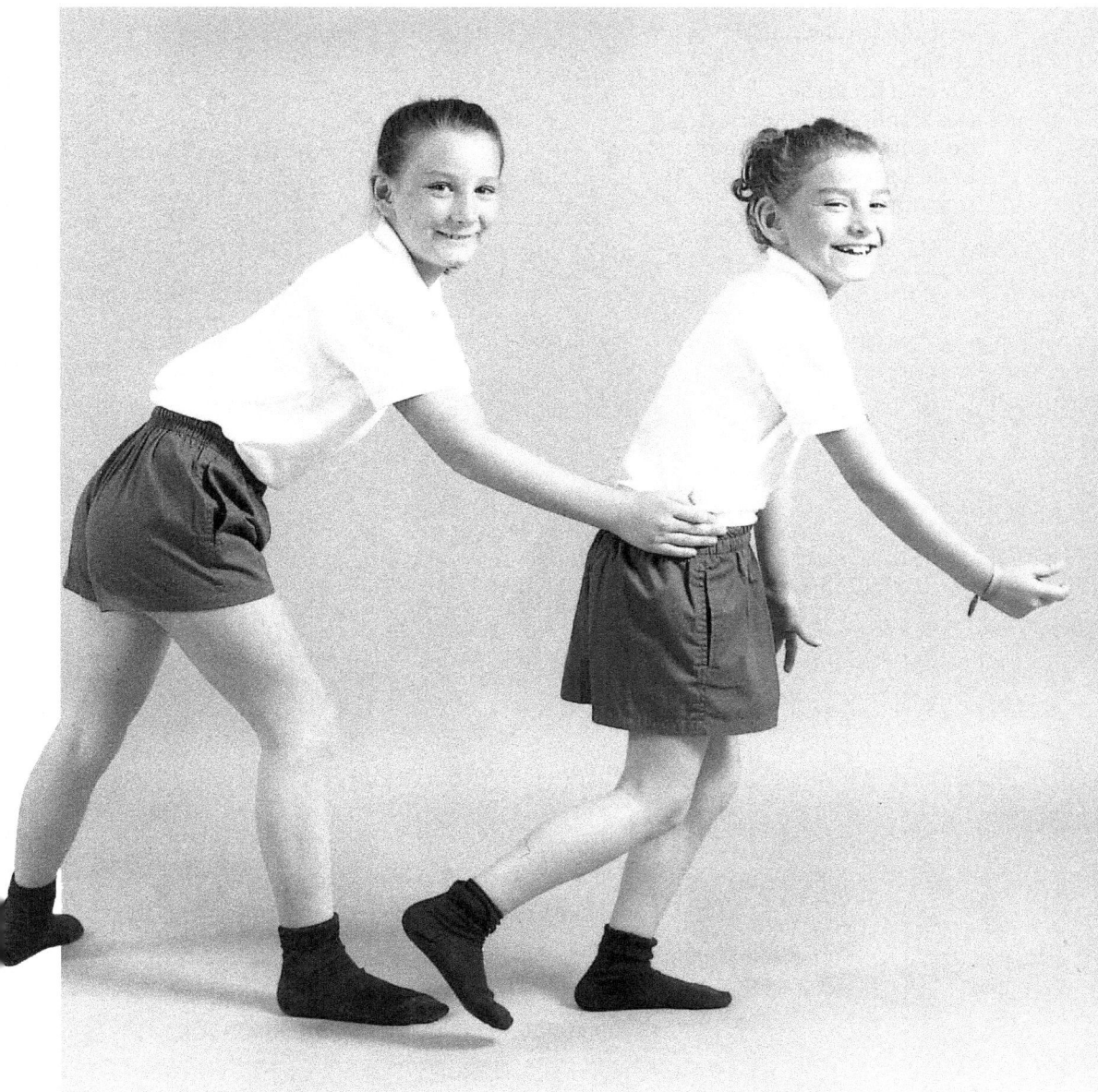

Ejercicio 18

Dos niños estirados sobre la espalda y con las piernas en escuadra intentan desplazar cada uno las piernas del compañero empujándolas hacia abajo.

En este juego se desarrolla la capacidad de fuerza, en particular la de las extremidades inferiores.

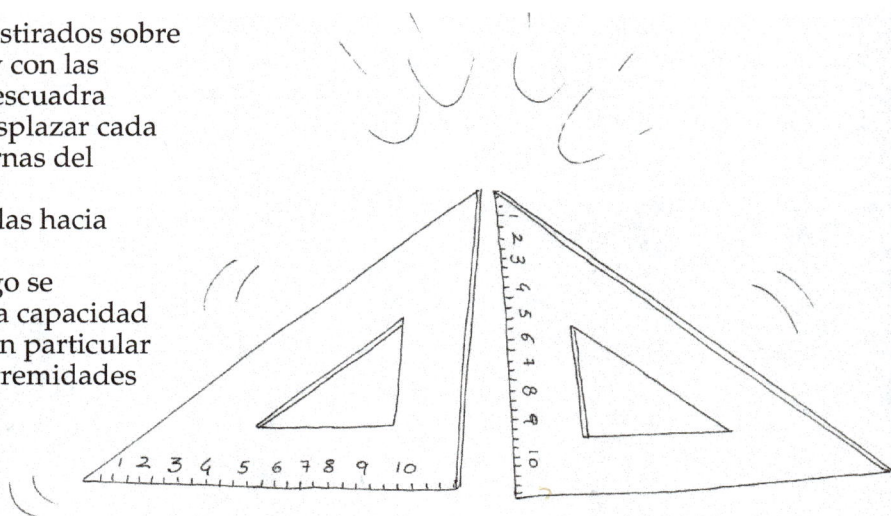

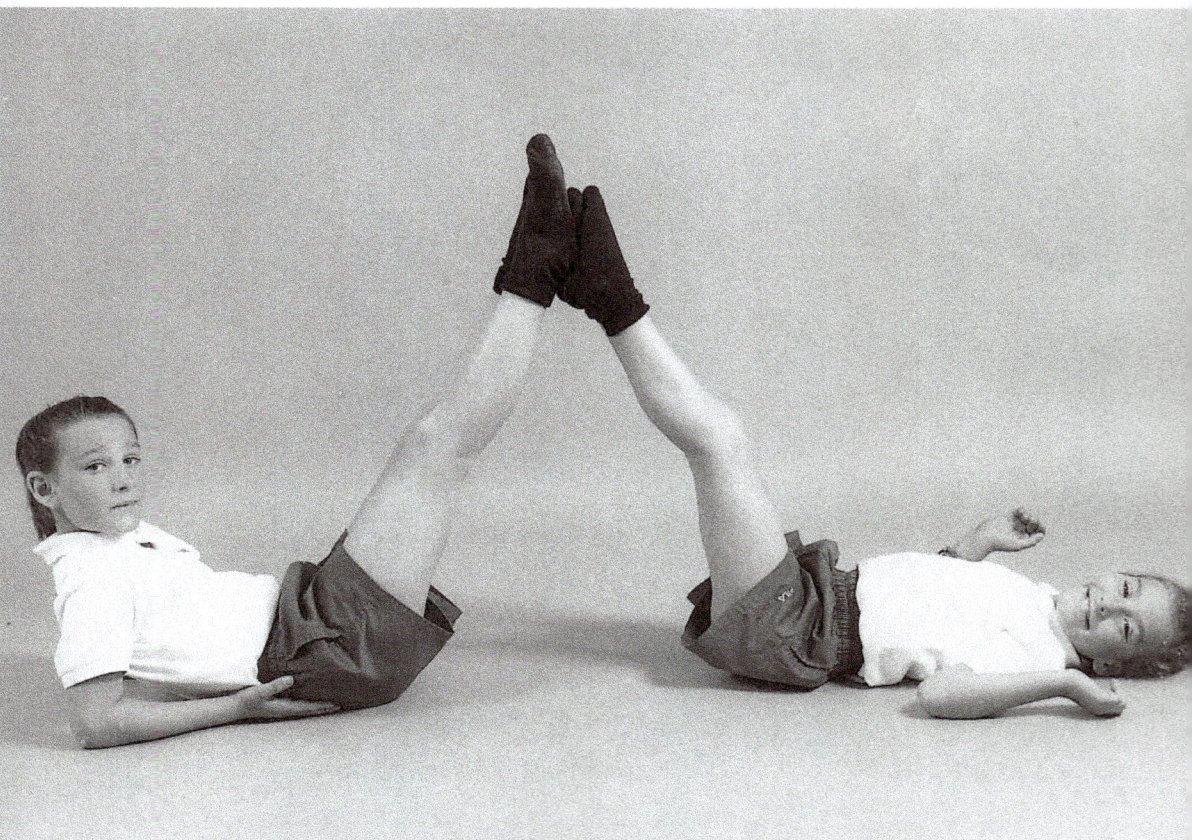

JUEGOS CON LA CUERDA

También con los niños más grandes, la utilización de una cuerda permite inventar situaciones y juegos particularmente estimulantes por lo que se refiere a la capacidad de equilibrio, tanto en sentido estático como en sentido dinámico; además, estos juegos desarrollan un papel importante en el proceso de consolidación de la organización espacial puesto que ayudan al niño a percibir el espacio en sus diversas formas: encima y debajo, delante y detrás, derecha e izquierda, etc.

La cuerda está estirada en el suelo y un niño camina por encima.
Cuando otro niño da una palmada, el que camina sobre la cuerda tiene que detenerse manteniendo el equilibrio.

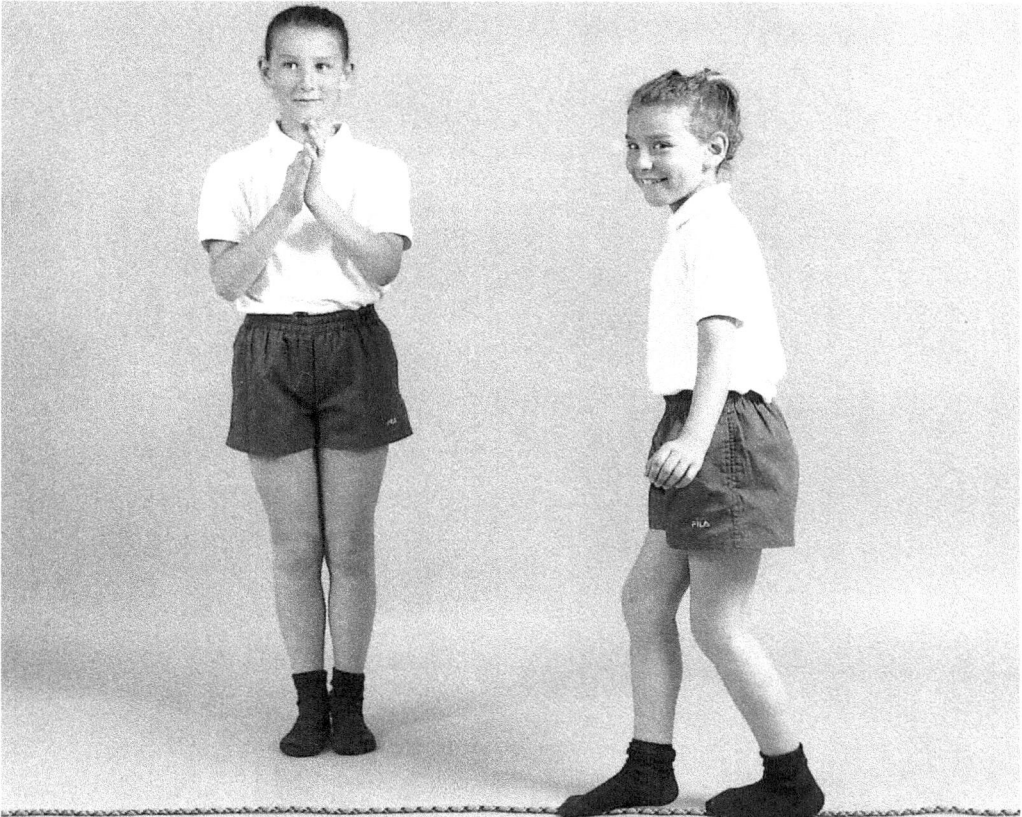

La parada se realiza sobre un solo pie cuando se oye una sola palmada.

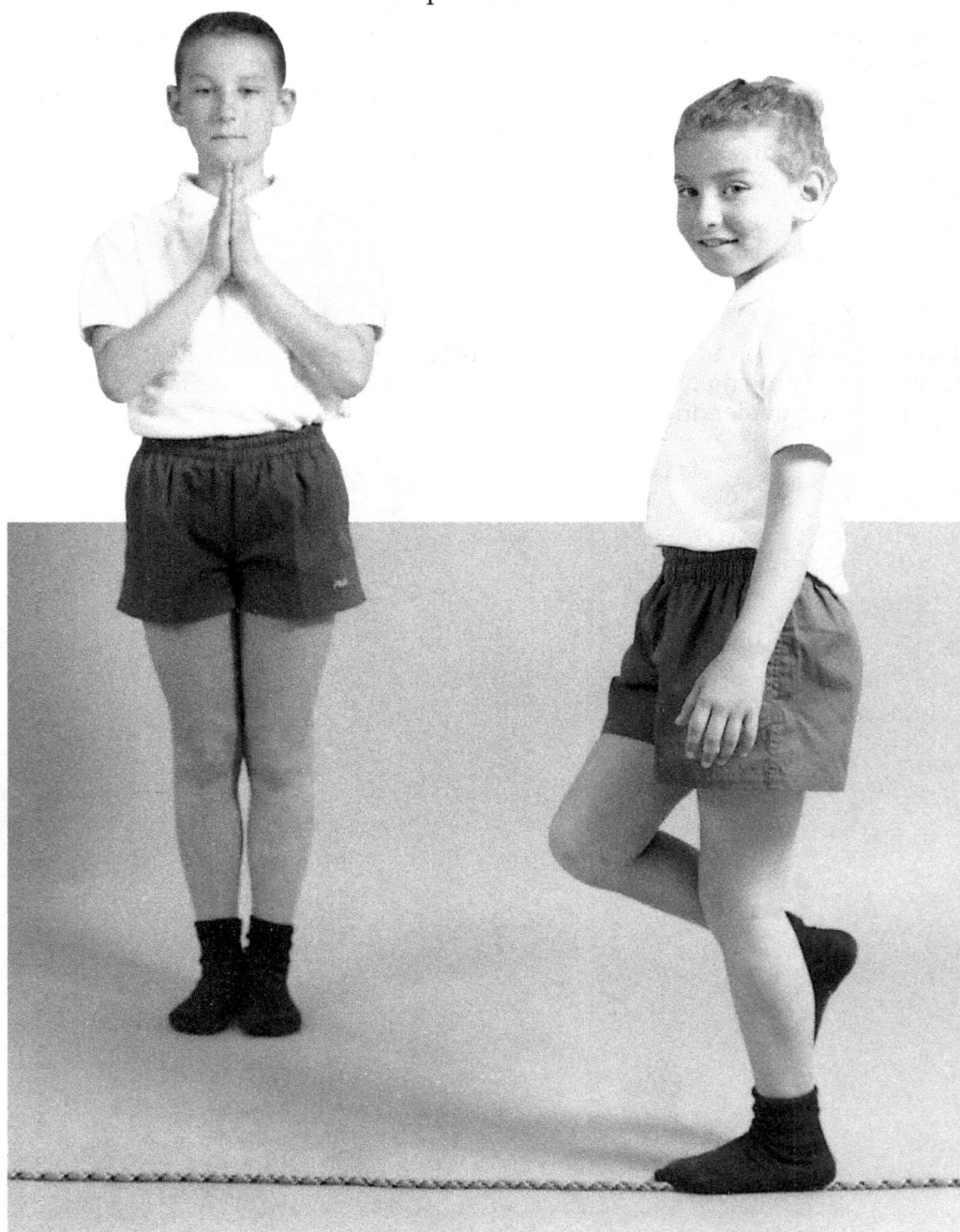

Cuando oye dos palmadas, debe
pararse sobre dos puntos de apoyo,
una mano y un pie, por ejemplo. El
niño que camina sobre la cuerda se
preparará para detenerse sobre un
tercer punto de apoyo cuando oiga
tres palmadas. Y así hasta cuatro o
más si se quiere.

En este juego se desarrolla la
capacidad de equilibrio y se
estimula la habilidad de relacionar
un movimiento con una sensación
auditiva. Al escuchar el número de
palmadas, el niño debe adoptar
unas determinadas posiciones y
mantenerlas sobre una pequeña
superficie de apoyo.

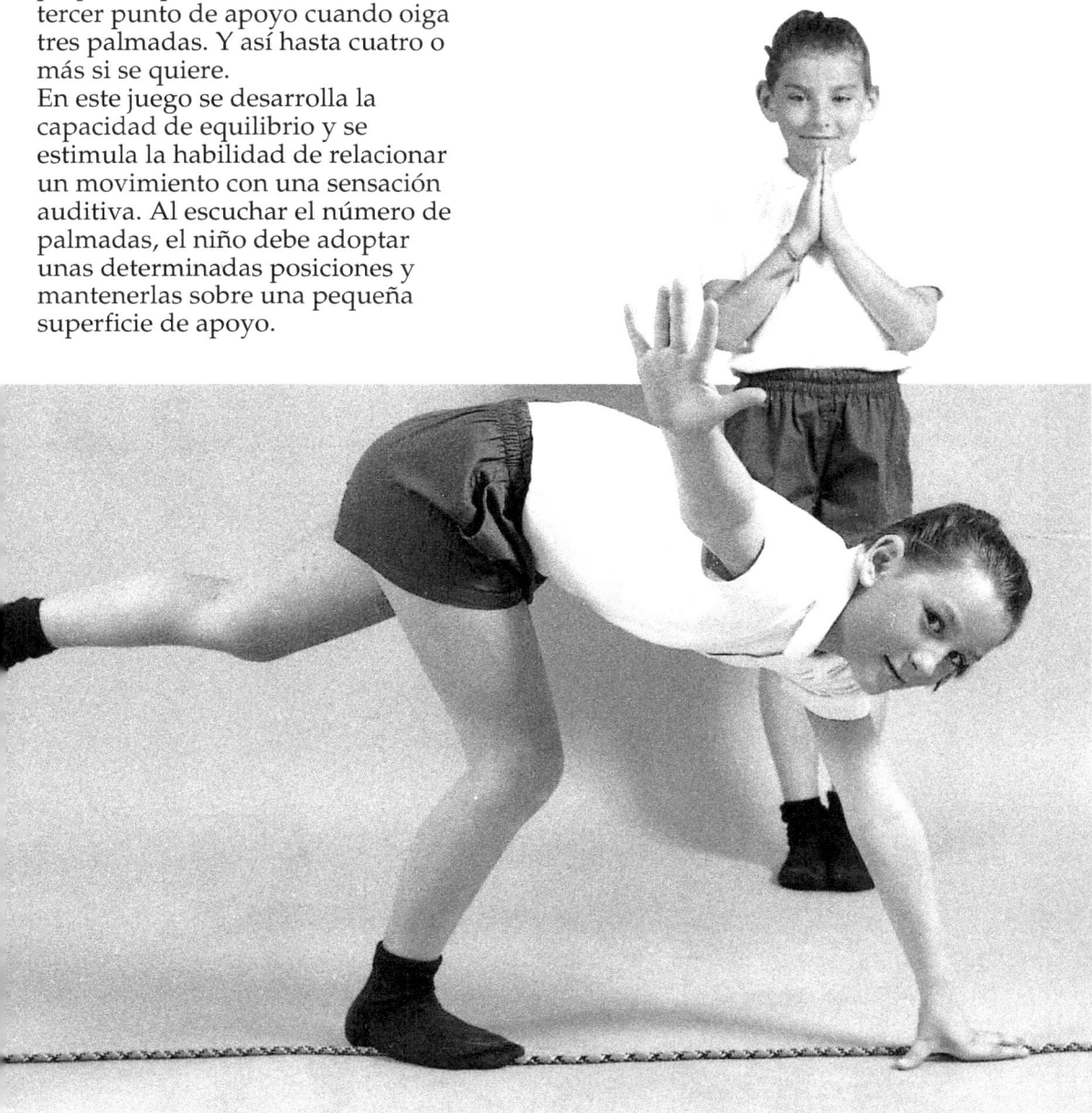

La cuerda está estirada en el suelo; dos niños, con los pies sobre ella, se encuentran cada uno en un extremo. Caminan sobre la cuerda con cuidado para no caer. Cuando se encuentran cerca giran sobre sí mismos y vuelven hacia atrás. En este ejercicio se estimula la capacidad de equilibrio en una situación dinámica y sobre una superficie de apoyo restringida: la cuerda. Se precisa por lo tanto prestar mayor atención que caminando libremente sobre el suelo.

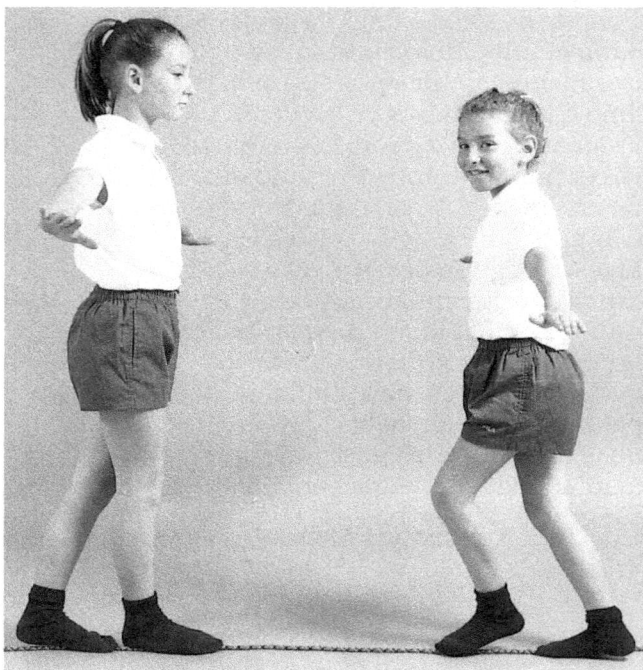

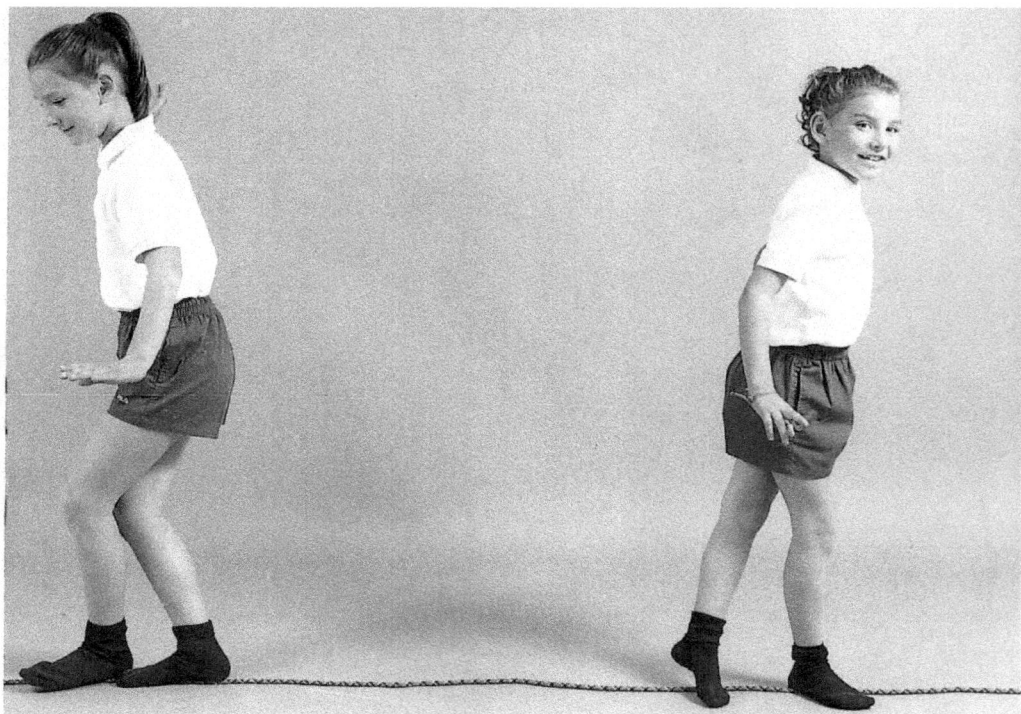

La cuerda está estirada en el suelo. Dos niños, con los pies sobre ella, cada uno en un extremo, se dan la espalda; se acercan caminando hacia atrás hasta que se encuentran y luego vuelven al punto de partida.

La dificultad de este juego está en el hecho de que, al caminar hacia atrás, no se tiene la posibilidad de ver dónde se apoyan los pies; por lo tanto, esto estimula a los niños a estar lo más atentos posible a la sensación táctil que recibe su propio pie y que representa la única información gracias a la cual se puede realizar el siguiente paso sobre la cuerda.

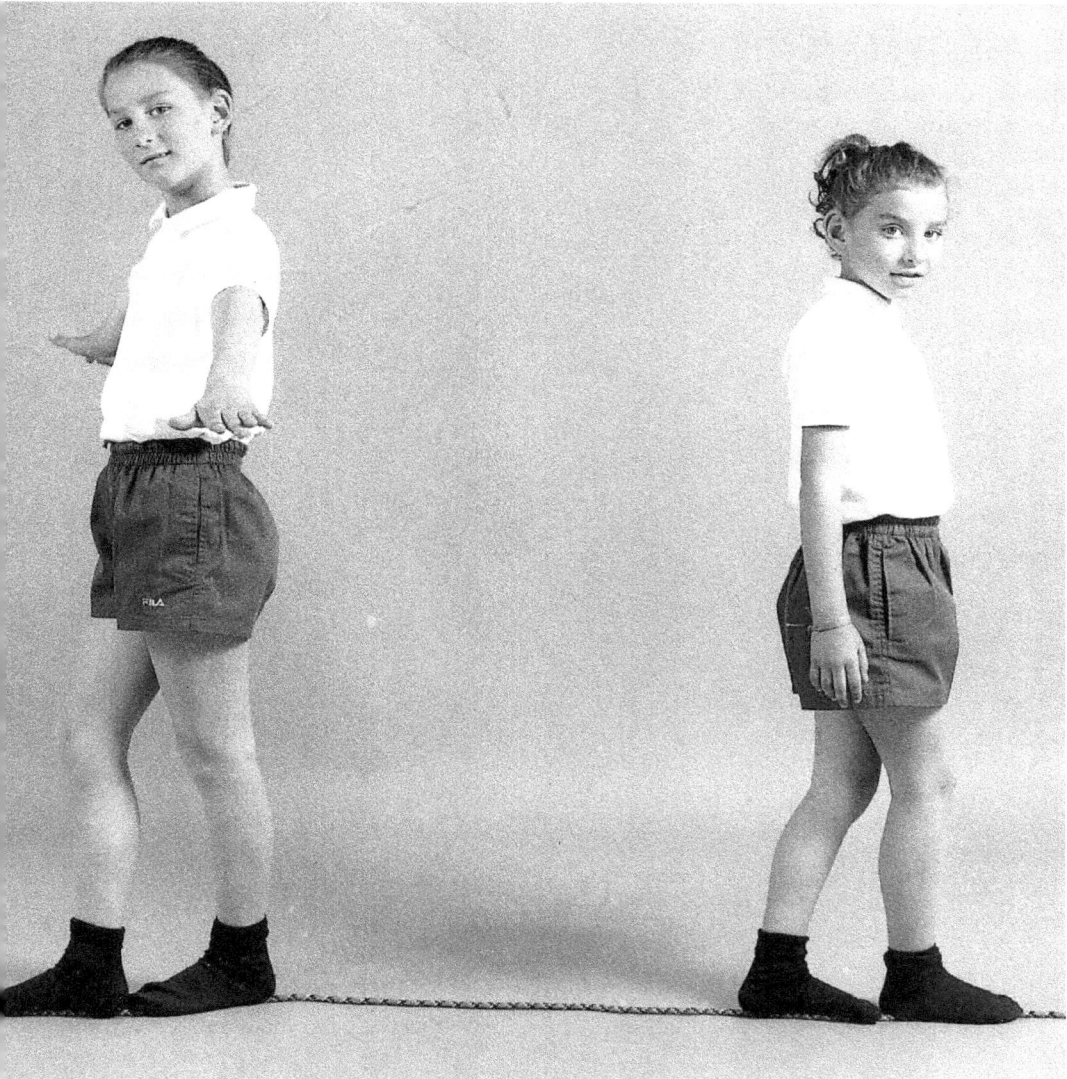

Ejercicio 4

La cuerda está estirada sobre el suelo y dos niños caminan de frente sobre ella. Cuando se encuentran, se intercambian el lugar sujetándose por las manos y continúan hasta el otro extremo de la cuerda.

Para este juego es preciso tener una buena capacidad de equilibrio y de coordinación y que haya una buena compenetración entre los dos niños.

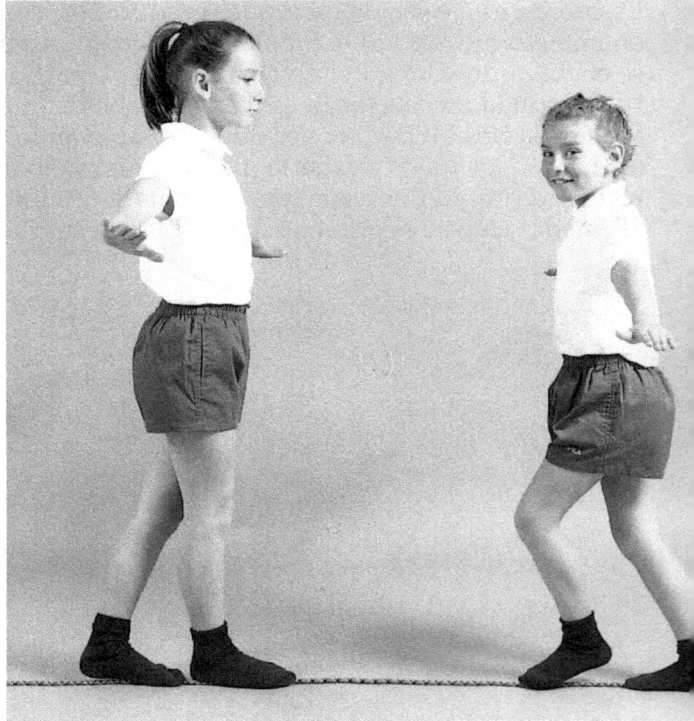

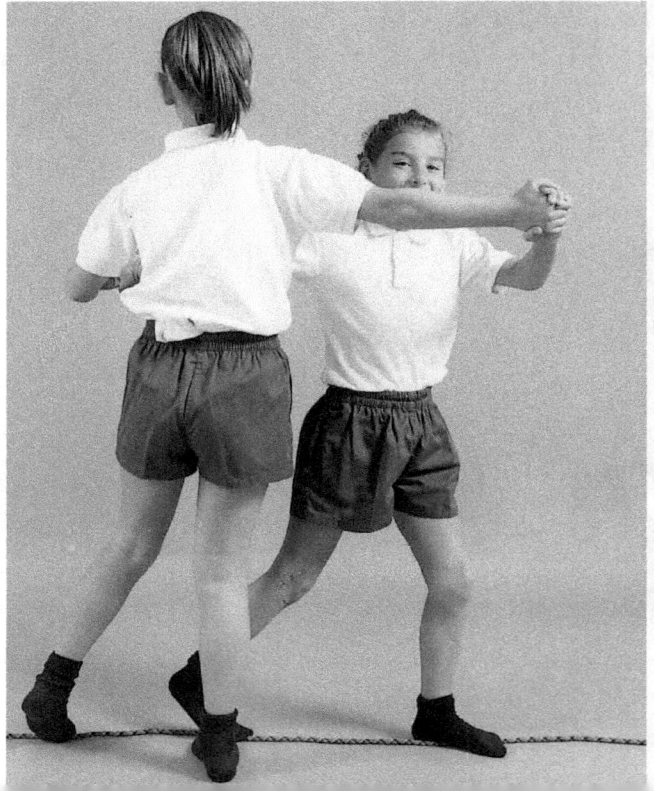

La cuerda está estirada en el suelo. Dos niños, uno frente al otro, con los pies apoyados sobre ella, se dan la mano derecha y, mediante tirones, intentan desequilibrar al adversario.

Pierde el que primero levanta un pie de la cuerda.

Igual que en el ejercicio del «Pulso de pie» (véase pág. 86), también en este juego, en el que se precisa una buena dosis de equilibrio, se desarrolla la capacidad de fuerza junto a la astucia a la hora de dosificar y efectuar en el momento justo los estirones y los empujones.

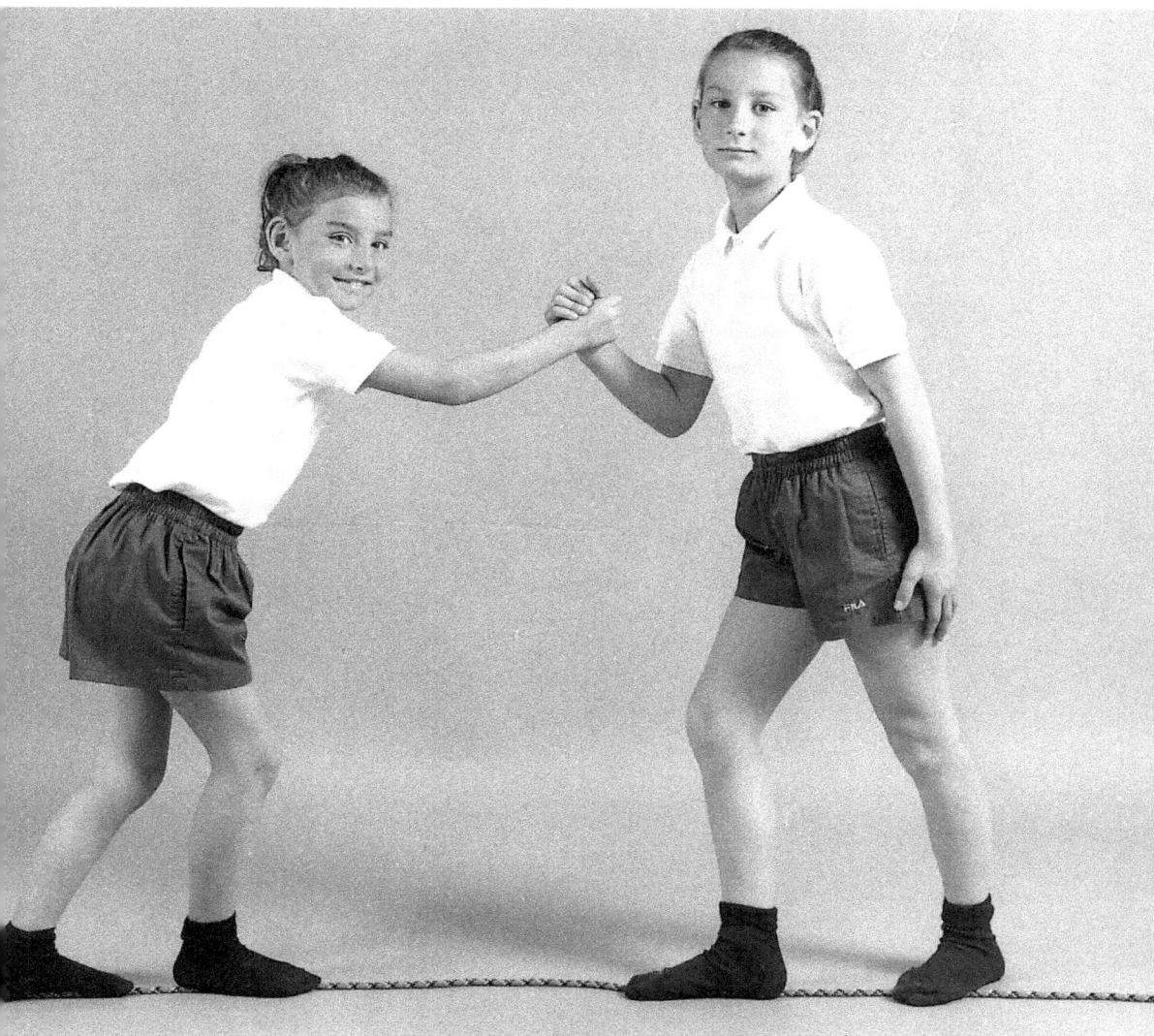

La cuerda se ata a un soporte (pata de la mesa, silla, etc.) y un niño la mantiene tirante mientras otro salta por encima.

Luego pasa por debajo doblando las rodillas.

Finalmente, dobla la espalda mientras permanece en equilibrio sobre los dos pies. A través de este juego el niño aprende a valorar el espacio y, sobre todo, el que ocupa su propio cuerpo.

En el intento de pasar bajo un obstáculo, representado en este caso por la cuerda, aprende a distinguir la diferencia entre encima y debajo, y la pone en relación con la capacidad de organización espacial.

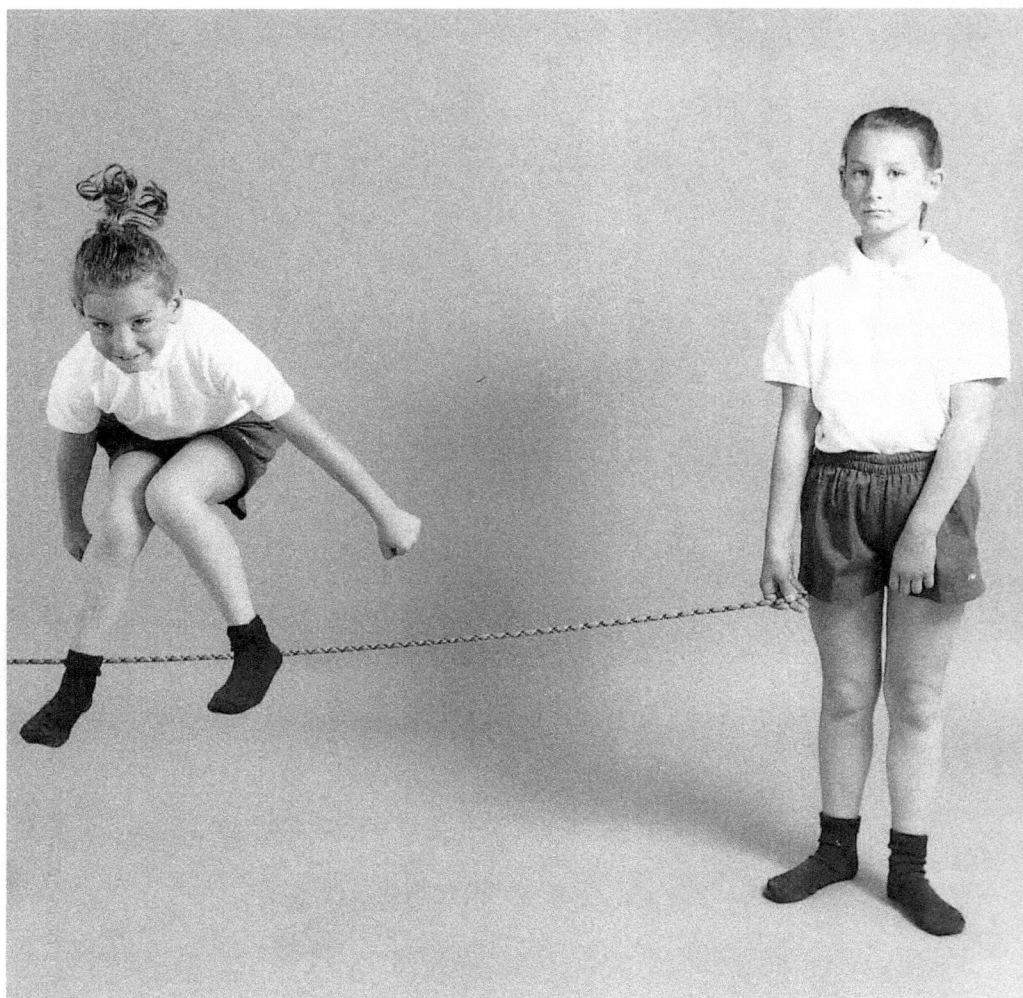

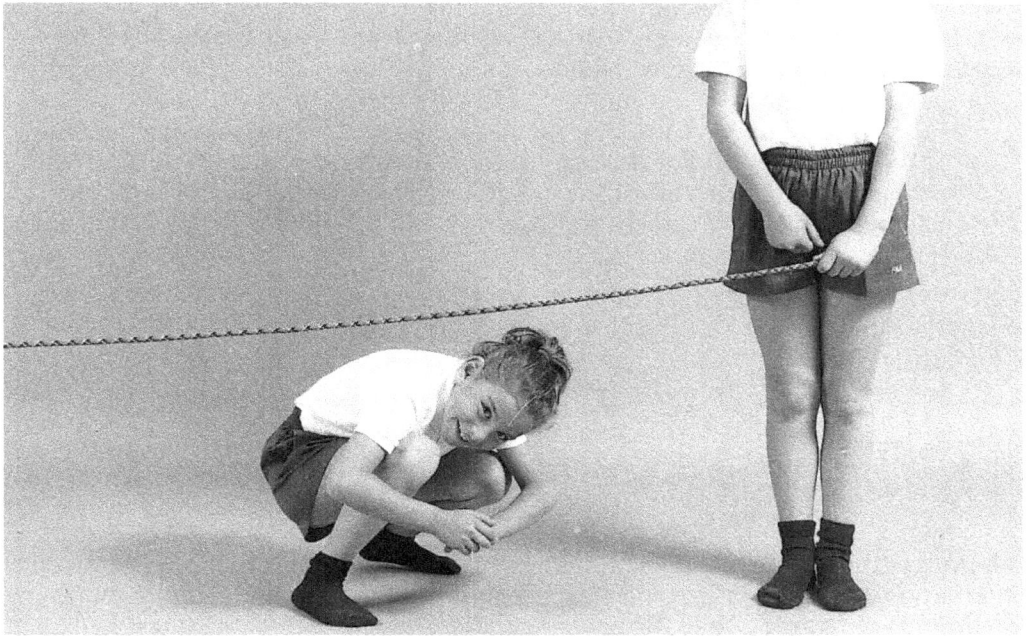
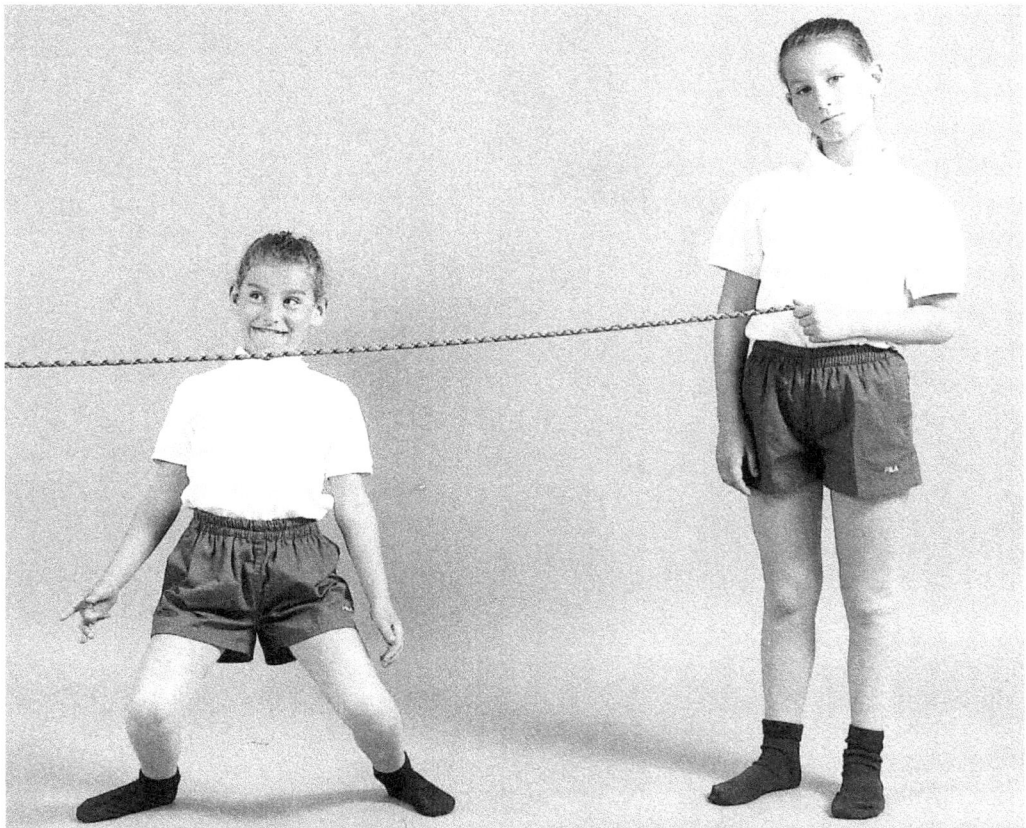

JUEGOS CON LA PELOTA

La pelota es uno de los juguetes preferidos a esta edad.

Los ejercicios que presentamos a continuación se basan en el lanzamiento y la recepción y permiten consolidar las capacidades de coordinación entre la vista y las manos (oculomanual), entre la vista y el movimiento de los pies (oculopodálica) y entre el espacio de que se dispone y el movimiento rápido de la pelota (espaciotemporal). Utilizando la pelota, además, se tiene la posibilidad de crear innumerables y variadas situaciones de juego en las que el niño, de forma espontánea, se siente estimulado a dar lo mejor de sí para ganar al adversario.

Ejercicio 1

Mientras un niño está de pie con las piernas separadas, el otro le hará pasar la pelota por debajo de las piernas, haciéndola rodar por el suelo con la mano y luego impulsándola con el pie.

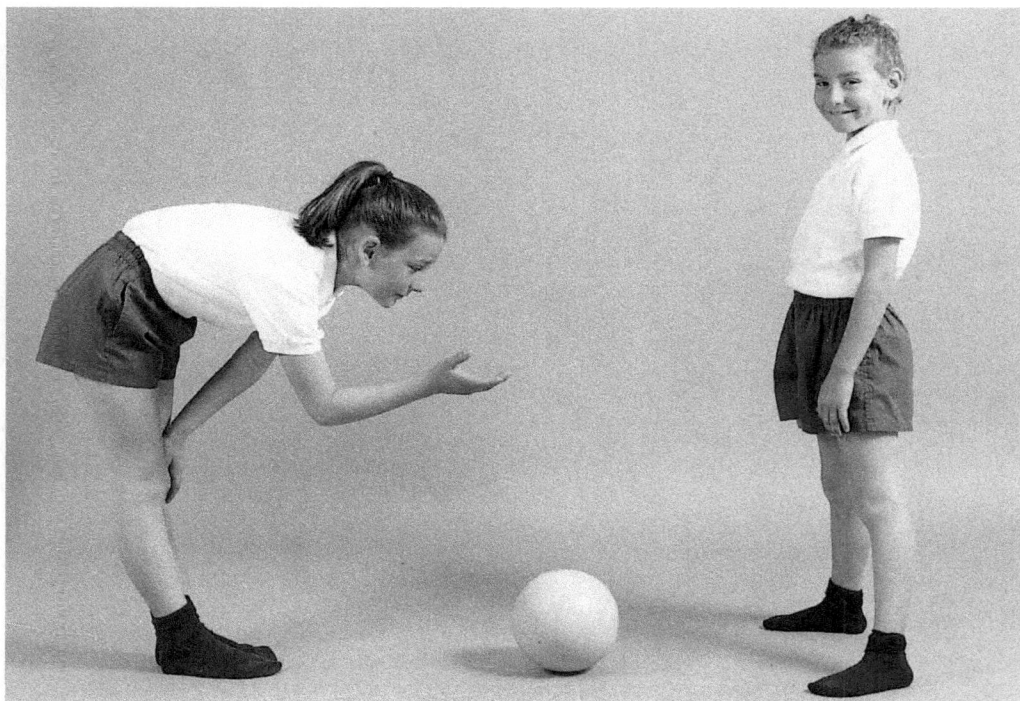

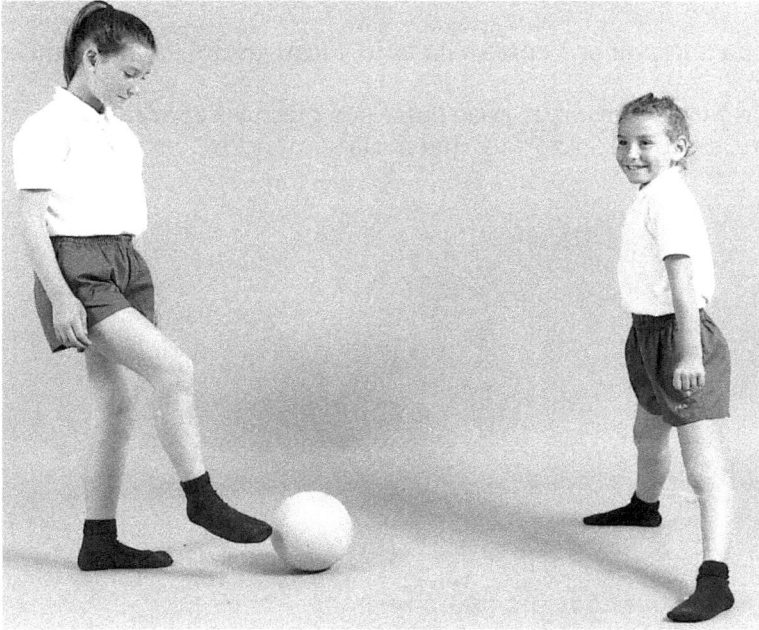

En este juego se pone a prueba la capacidad de organización espacial; antes de hacer rodar la pelota, hay que calcular la distancia que debe recorrer y el tamaño del espacio a través del que ha de pasar. Además, tendrá que calcularse la fuerza que se tiene que dar a la pelota.

Un niño está de pie, con los brazos hacia delante y las manos unidas, formando un aro. Otro niño lanza la pelota intentando hacerla pasar entre los brazos del primero. En este juego, es preciso tener una buena capacidad de organización espacial y coordinación espaciotemporal, además de ciertas aptitudes para el lanzamiento ya que es preciso calcular la distancia que la pelota debe recorrer y la posición de la cesta.

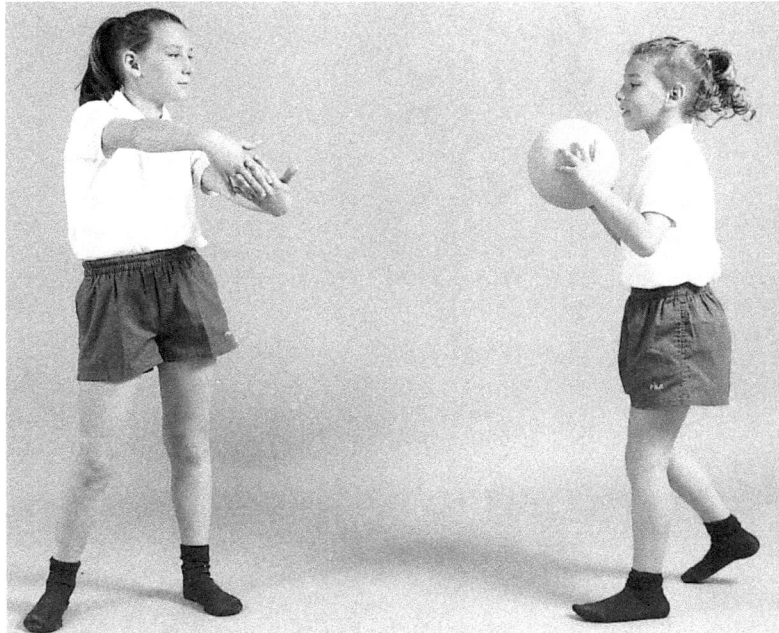

Un niño da una patada a la pelota y corre a su lado, alcanzándola e intentando detenerla con un pie.
Sin embargo, también puede dejar que pase entre sus piernas separadas.
Además, si lo prefiere, puede alcanzarla y detenerla sentándose encima.

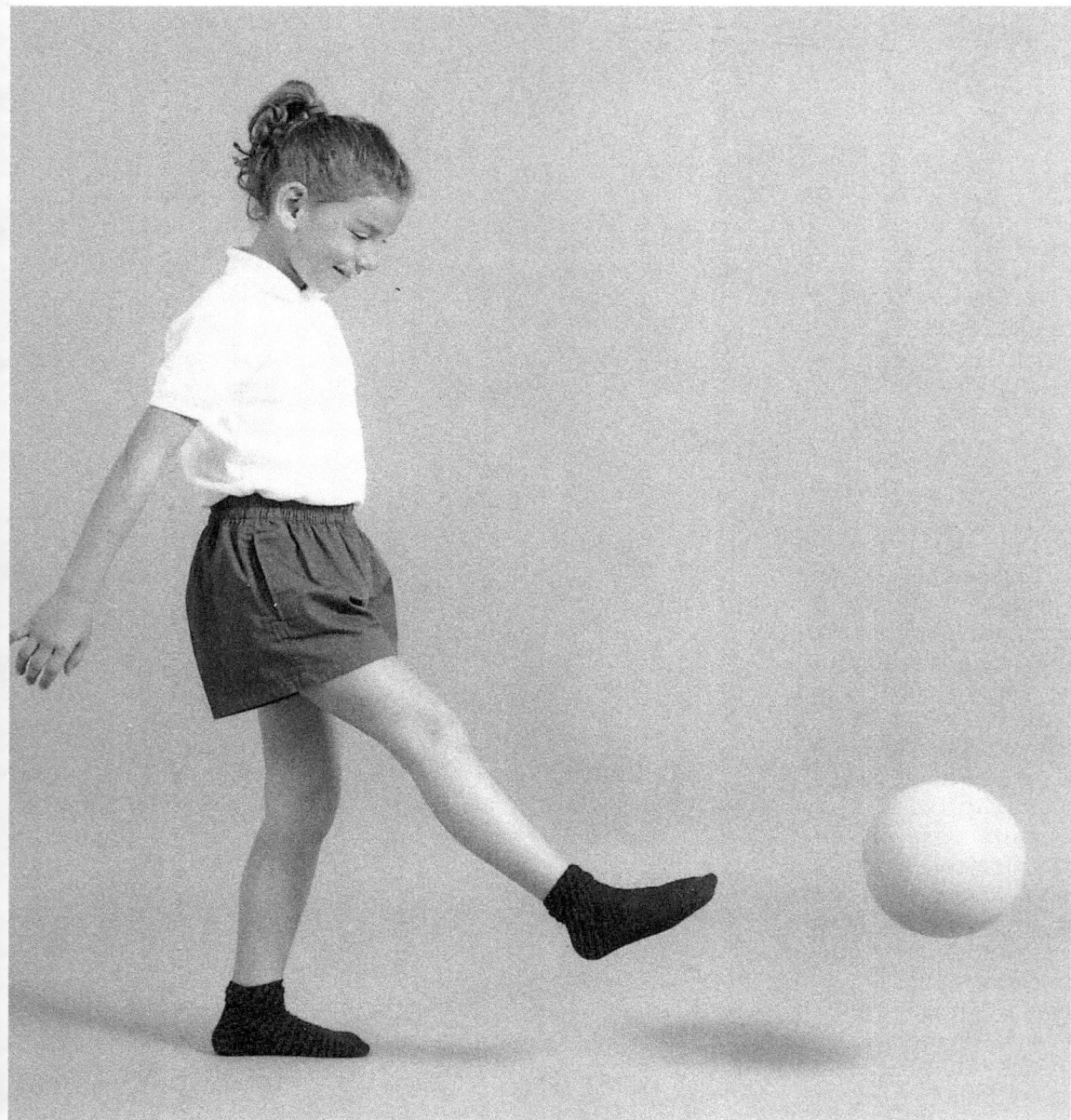

Para este juego es necesario tener una buena capacidad de organización espacial, un cierto dominio de la percepción temporal y una óptima coordinación espaciotemporal. Al hacer que ruede la pelota, el niño tiene que saber dosificar la fuerza que debe aplicar, correr a una velocidad ligeramente superior a la de la pelota para sobrepasarla y tener el tiempo suficiente para girarse y detenerla con el pie, hacerla pasar por entre los dos pies o, finalmente, para detenerla sentándose encima.

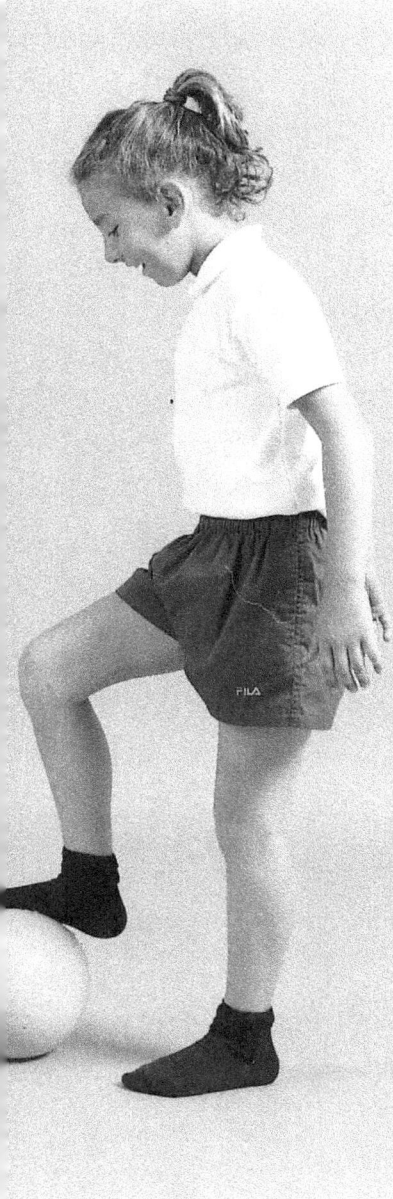

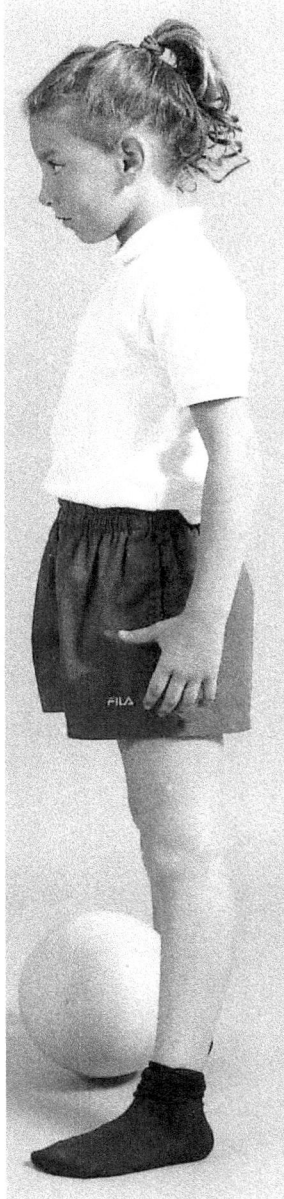

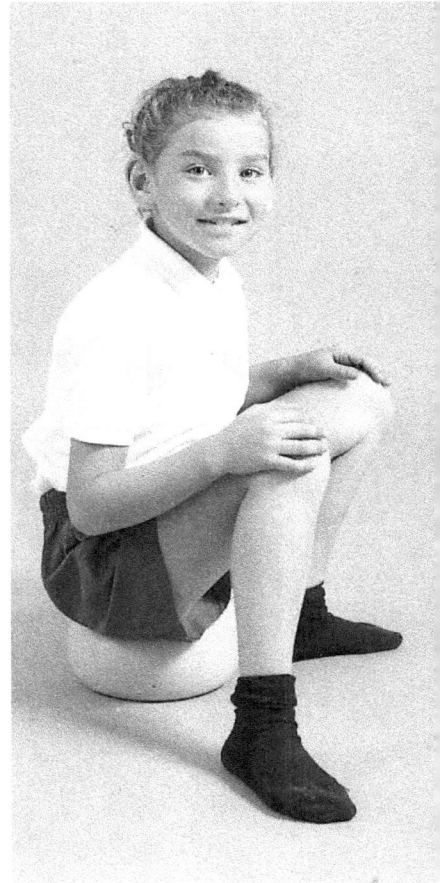

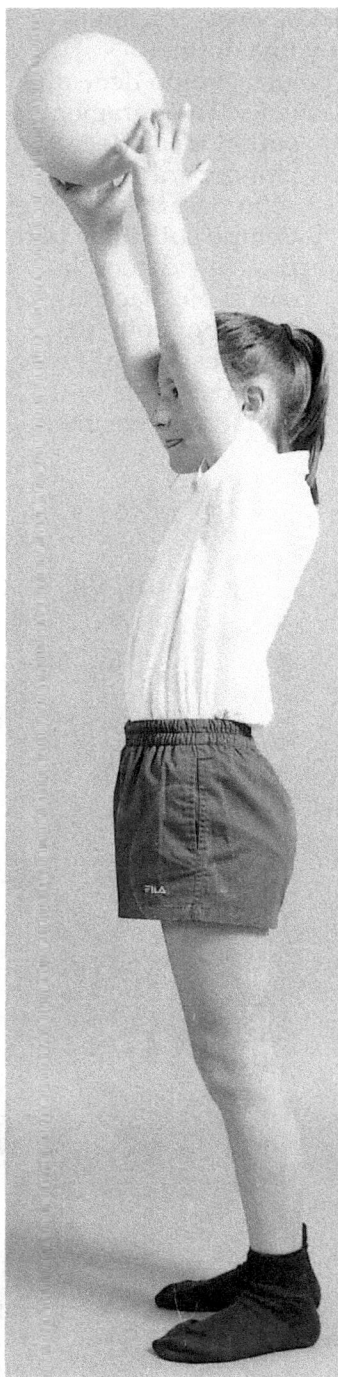

Dos niños se ponen uno frente al otro: uno pasa la pelota al otro, que la recibe con las dos manos. Si lo desea, también puede cogerla con una sola mano o, incluso, intentar detenerla en el suelo con el pie.

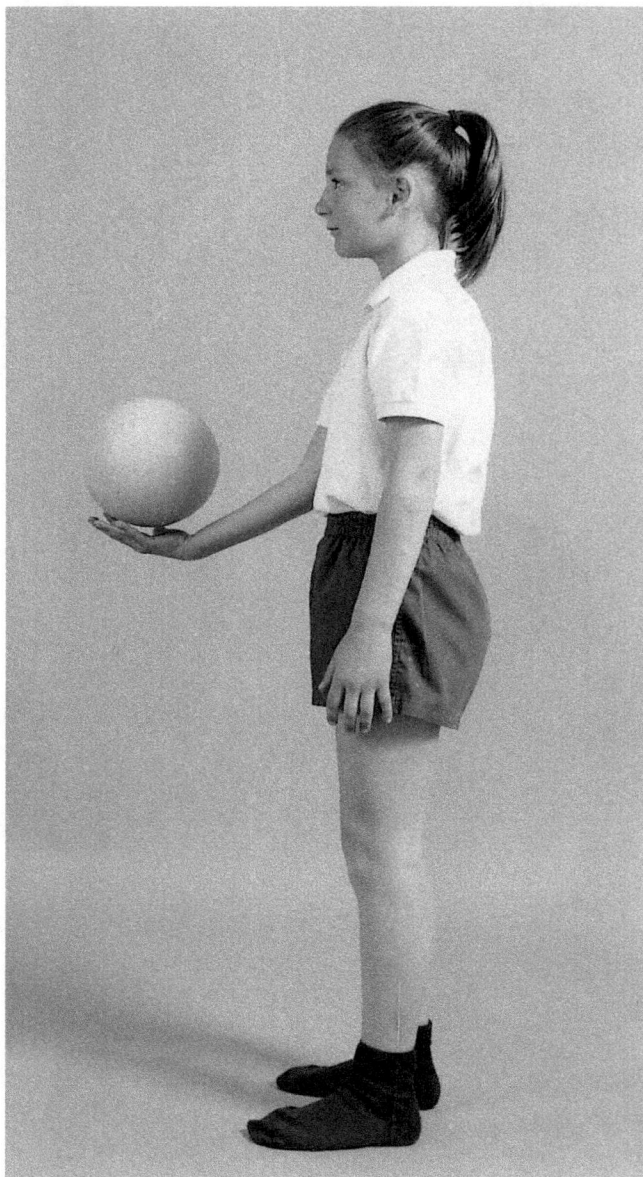

Como en todos los juegos en los que la pelota se lanza y se recibe, también para estos sencillos pases se precisa una óptima coordinación inicial pero, sobre todo, la coordinación espaciotemporal, oculomanual y oculopodálica. La primera es indispensable para calcular la velocidad de la pelota y el tiempo que necesitará para recorrer una determinada distancia, mientras que las segundas son fundamentales para poder agarrarla o detenerla en el momento justo. Recibir con las dos manos es sin duda alguna más fácil que hacerlo con una, ya que en este caso se ha de amortiguar el impacto de la pelota de manera que no pueda escaparse la presa.

La recepción en el suelo con el pie presupone, además, la capacidad de anticipación de la parábola realizada por la pelota, unida a un buen sentido de la oportunidad y a una óptima coordinación de los movimientos del pie.

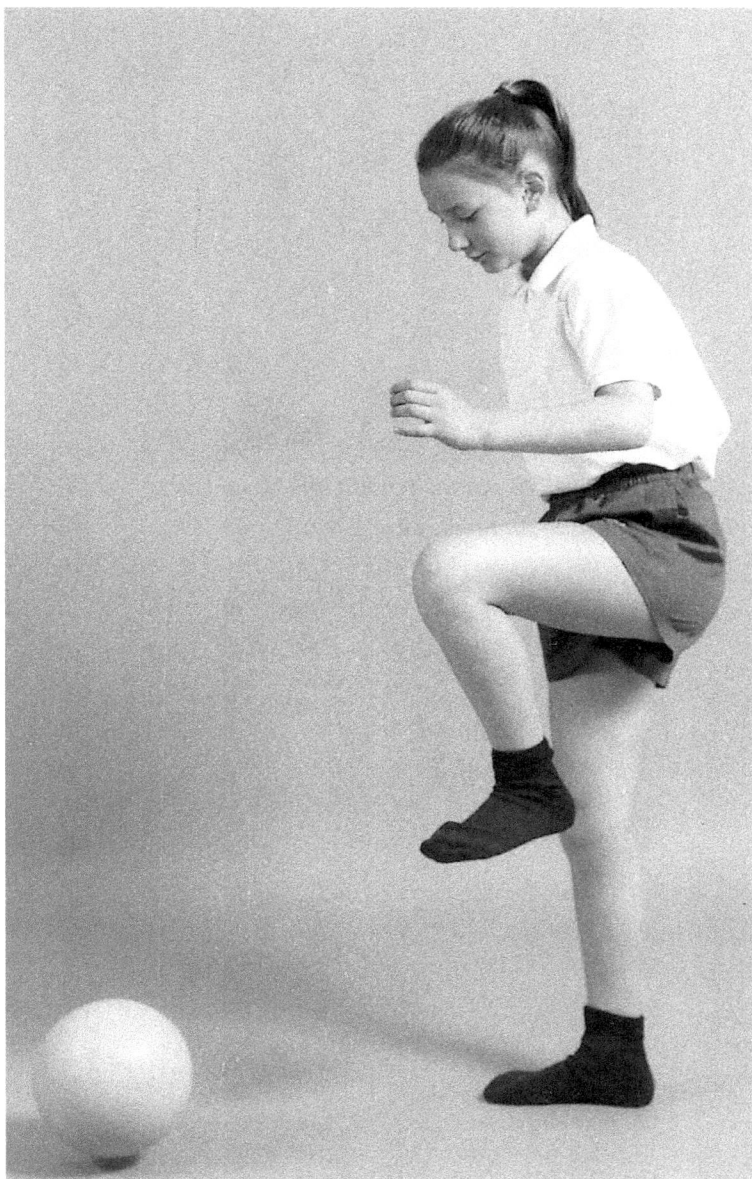

Ejercicio 5

Dos niños, uno frente al otro, realizan los pases con la pelota, de forma siempre distinta.

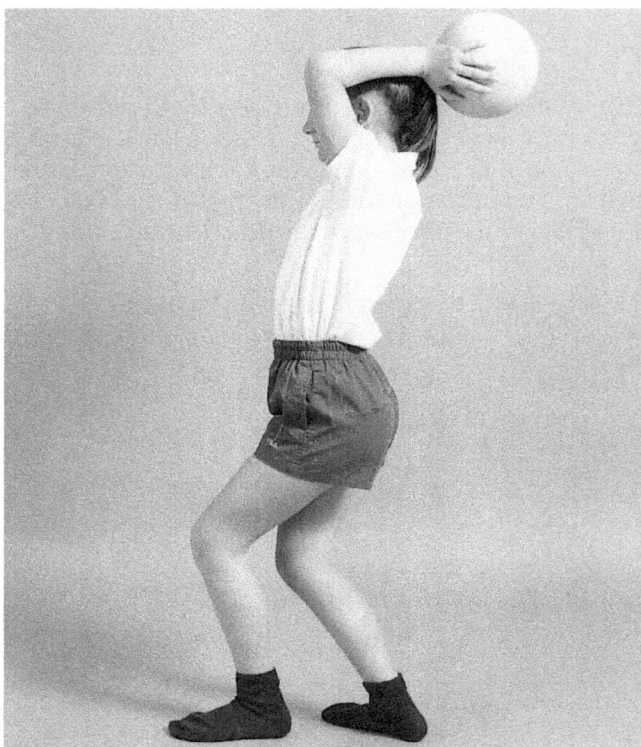

Con las dos manos por encima de la cabeza

Desde el pecho

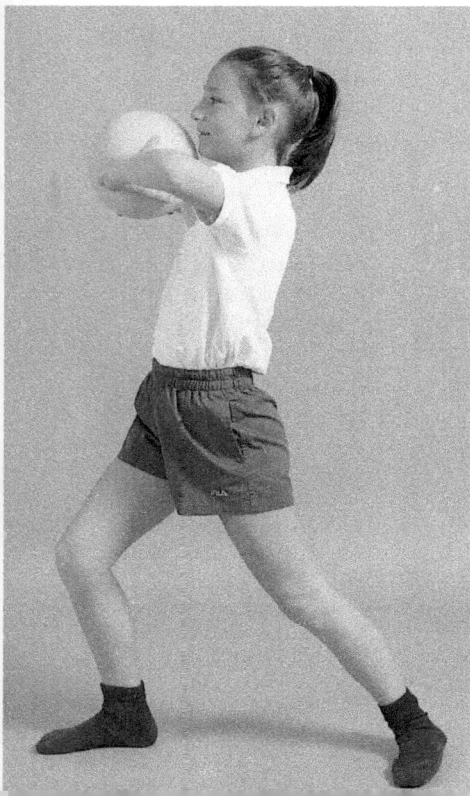

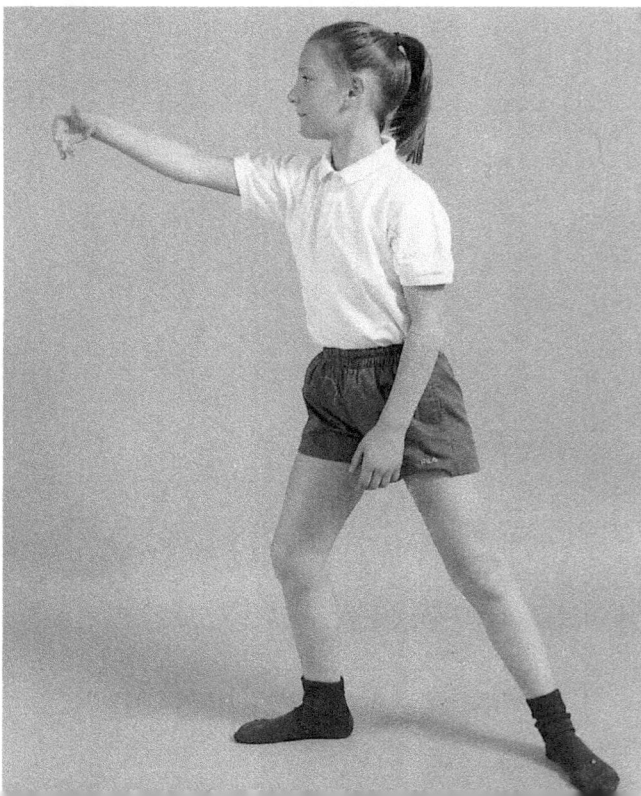

Con una mano desde el lateral

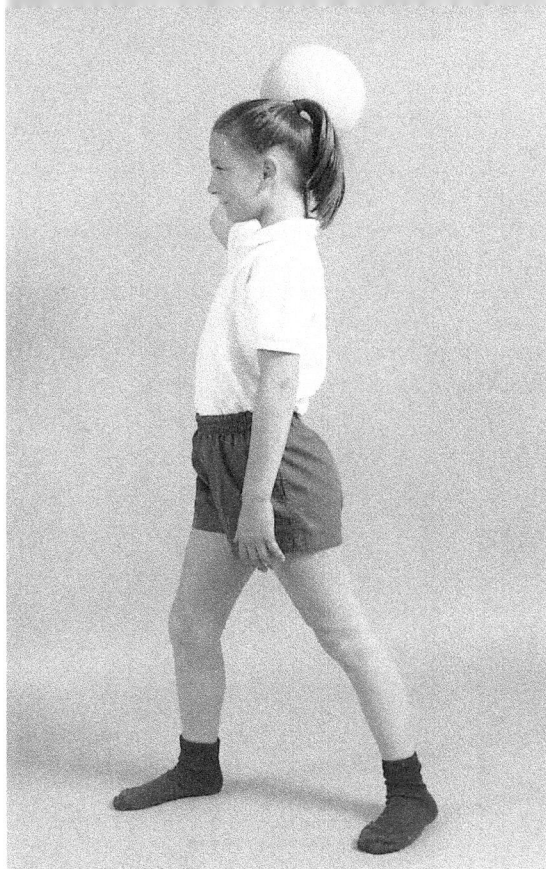

Con una mano, como en el béisbol

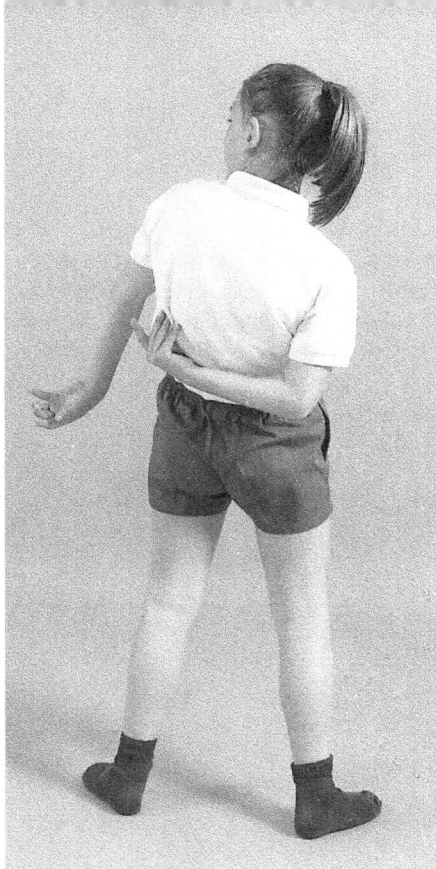

Por detrás de la espalda

Por debajo de las piernas

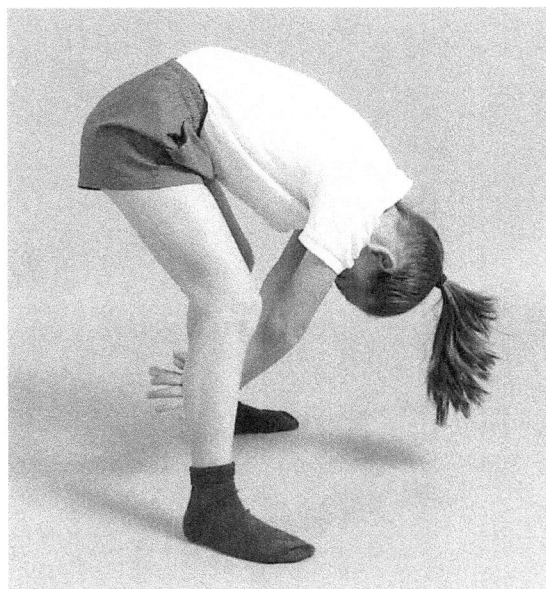

Estos pases tienen el objetivo de consolidar la capacidad de lanzar y recibir y exigen unas buenas capacidades coordinadoras básicas además de la coordinación oculomanual y espaciotemporal.

Dos niños, uno frente al otro, se pasan la pelota realizando un salto durante la fase de lanzamiento y un salto durante la fase de recepción.

Este juego presupone el dominio completo del esquema motor de lanzamiento y recepción; precisa, además, junto a la coordinación espaciotemporal y oculomanual, un buen sentido de la oportunidad que permita realizar la acción de lanzar y la de recibir en el momento exacto en que coincida con el salto.

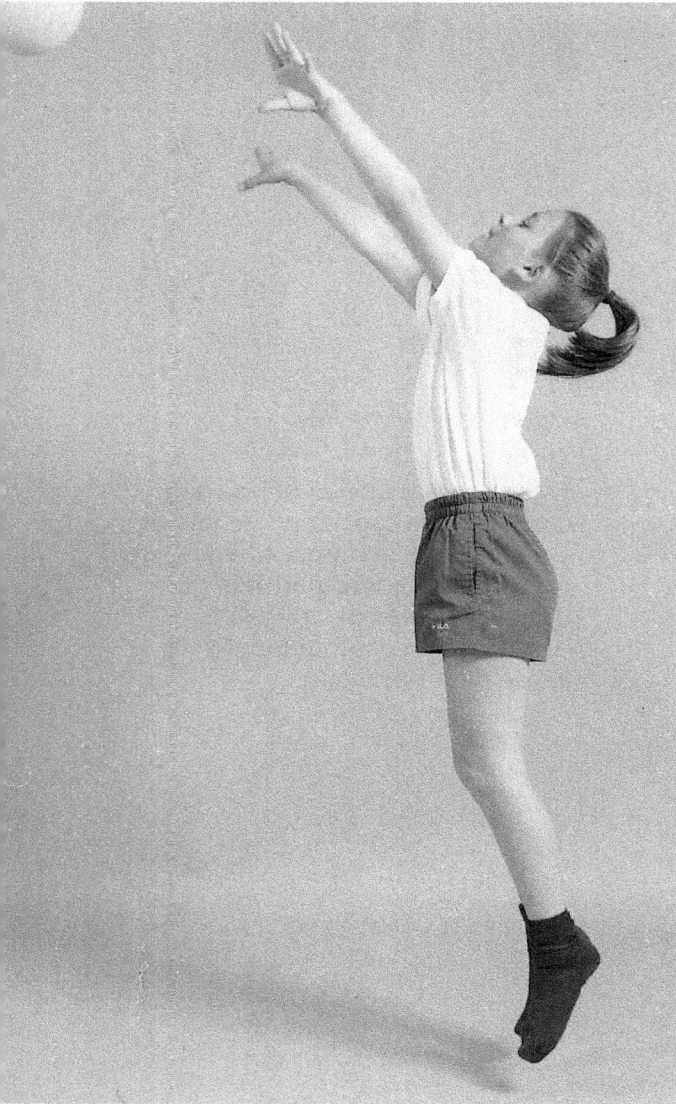

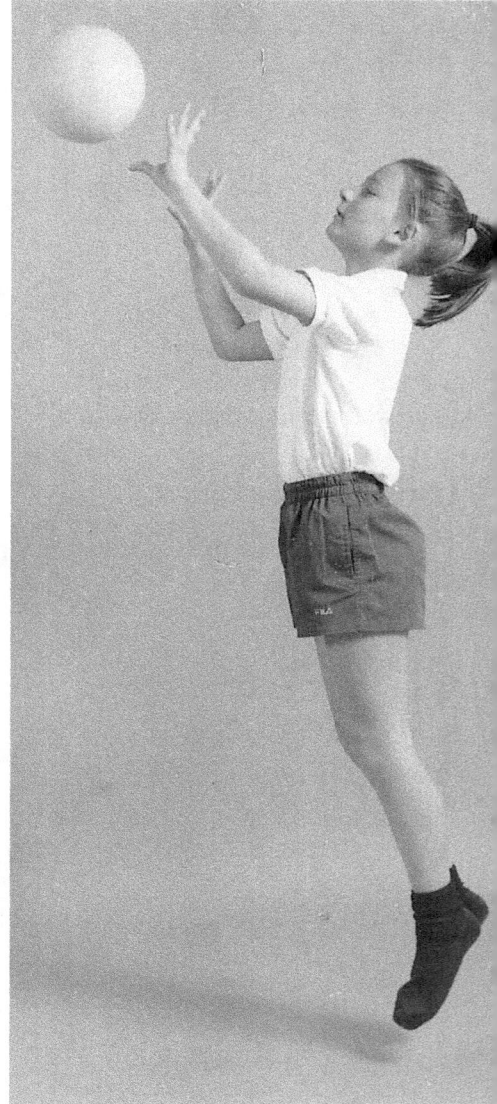

Un niño realiza botes contra el suelo mientras otro intenta robarle la pelota. Cuando lo consigue la situación se invierte y el juego continúa.

Este juego presupone la capacidad de saber botar la pelota. El hecho de encontrarse delante de un adversario estimula enormemente al niño para que se esfuerce en mejorar y conseguir la victoria.

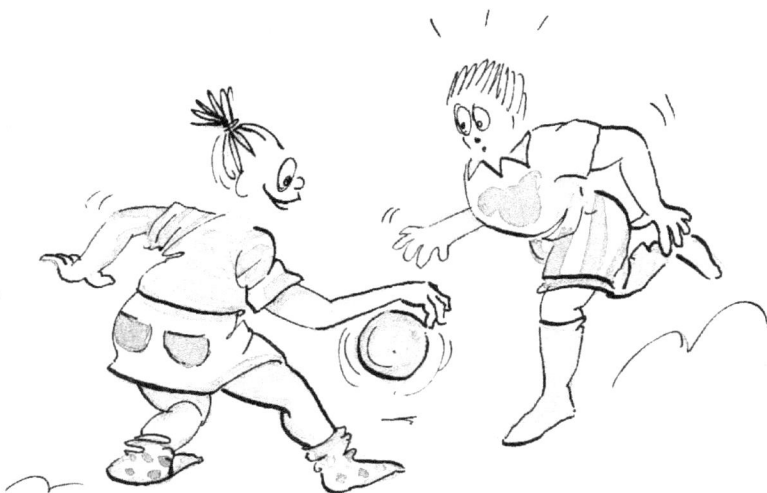

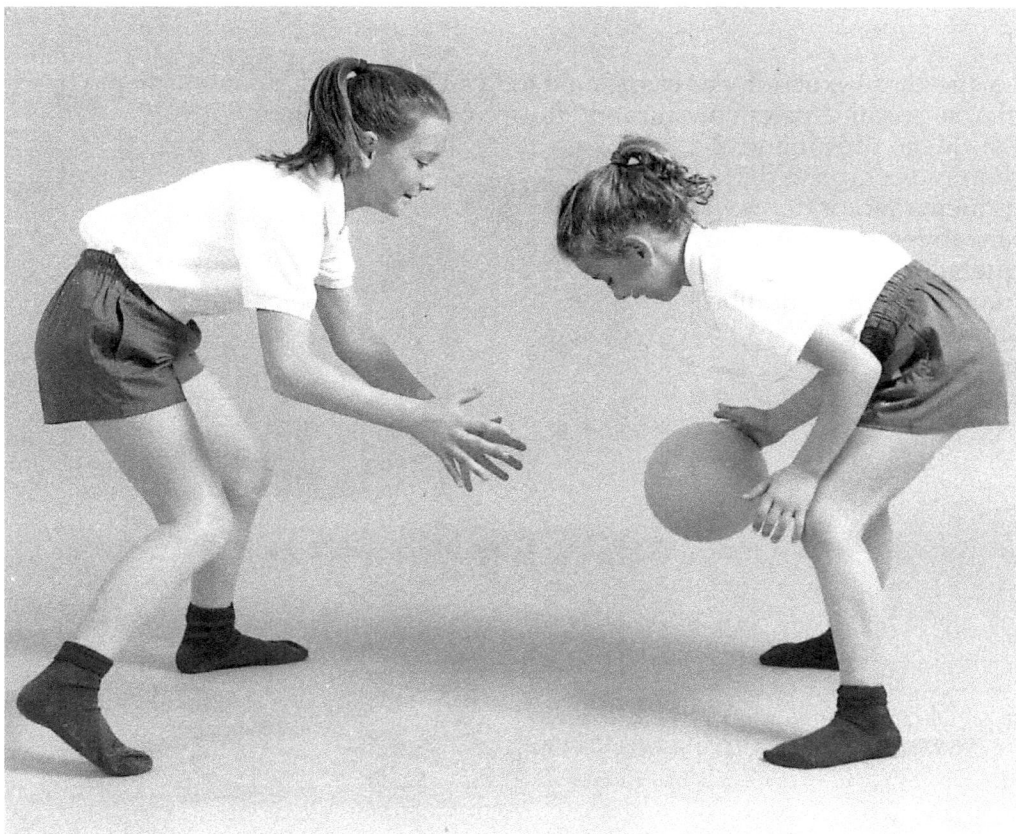

JUEGOS CON LA CUERDA Y LA PELOTA

La utilización simultánea de estos dos elementos permite diversificar notablemente los juegos, proporcionando situaciones y estímulos cada vez más complejos y difíciles desde el punto de vista motor, por lo que son adecuados incluso para niños mayores.

Las capacidades necesarias para la utilización de la pelota, como la coordinación espacial, espaciotemporal y oculomanual, se ponen en juego ahora junto con la capacidad de equilibrio (estático y dinámico) que se precisa, en cambio, a partir de la utilización de la cuerda. Se crean de esta forma situaciones en las que se pide al niño una actividad que exige un mayor desarrollo motor.

Ejercicio 1

La cuerda se extiende por el suelo en toda su longitud. Dos niños, de pie sobre ella, se pasan la pelota procurando no apoyar los pies fuera.

Este juego presupone el dominio completo del esquema motor de lanzamiento y recepción, que se realizan manteniendo el equilibrio sobre una superficie reducida.

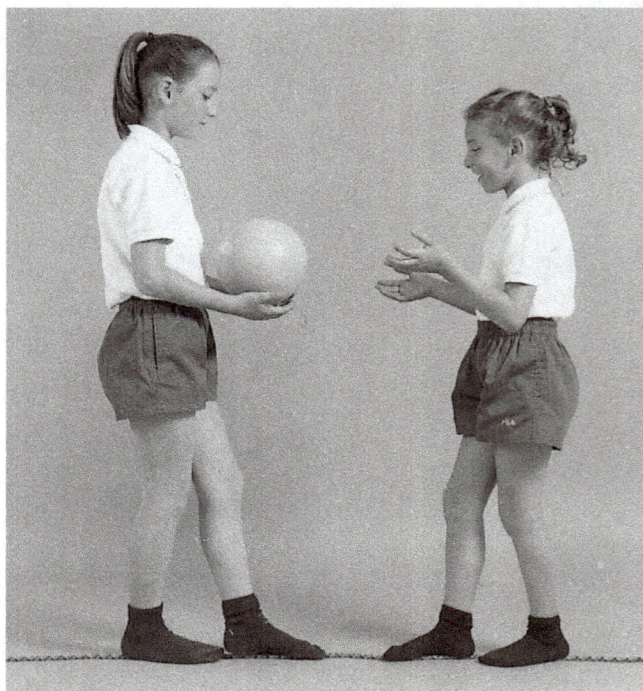

La cuerda está estirada sobre el suelo. Partiendo de los extremos, dos niños se pasan la pelota mientras caminan, acercándose y alejándose. A través de este juego se le pide al niño que lance y reciba la pelota en una situación de equilibrio inestable, ya que está caminando adelante y atrás y, concentrándose en la pelota que tiene que lanzar, no puede ver la superficie sobre la cual apoya los pies a cada paso.

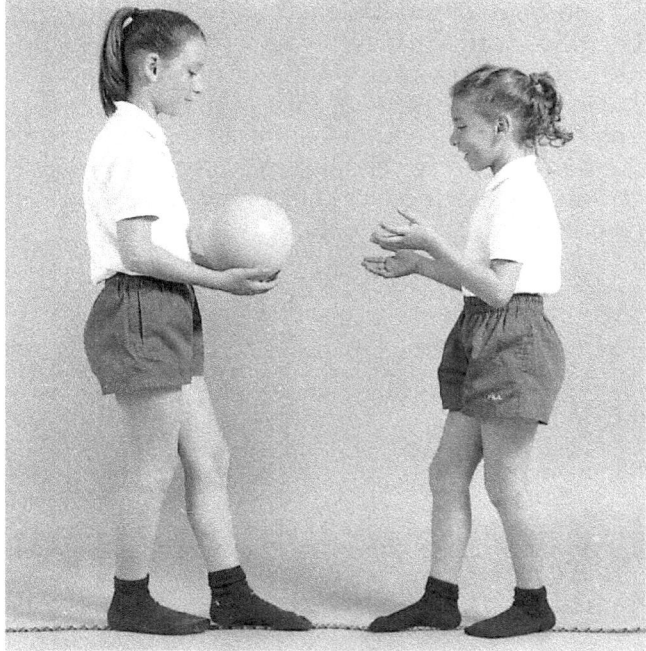

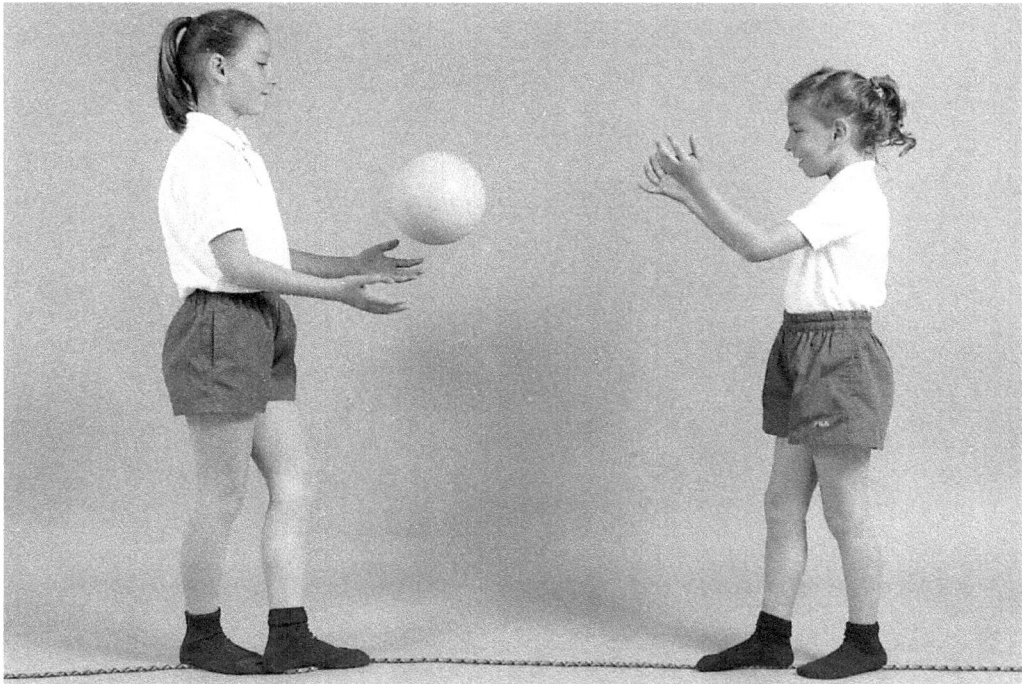

La cuerda está estirada en el suelo.
Un niño camina sobre ella adelante y atrás realizando pases de pelota a otro
niño que se desplaza libremente a su alrededor.
A través de este juego se pide al niño que lance y reciba la pelota en
una situación de equilibrio inestable; está concentrado sobre la pelota y por lo
tanto no puede ver la delgada superficie de la cuerda sobre la que tiene que
apoyar los pies mientras su compañero, alejado de la cuerda, puede lanzar y
recibir la pelota a su gusto.

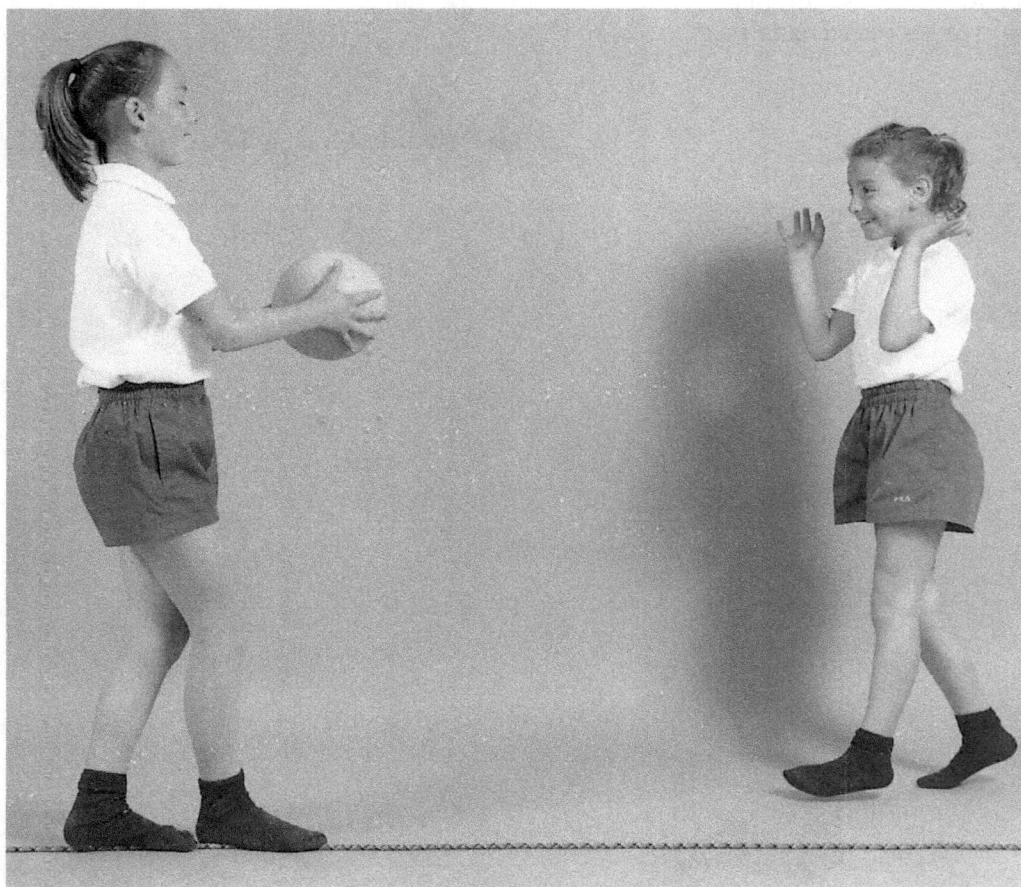

La cuerda está estirada en el suelo, dos niños se colocan de espaldas y se pasan la pelota por encima de la cabeza y luego por entre las piernas.

A través de este juego se pide al niño la capacidad de valorar la distancia que separa sus manos de las del compañero y de realizar un movimiento adecuado aunque no disponga de una información de tipo visual y en condiciones de equilibrio inestable.

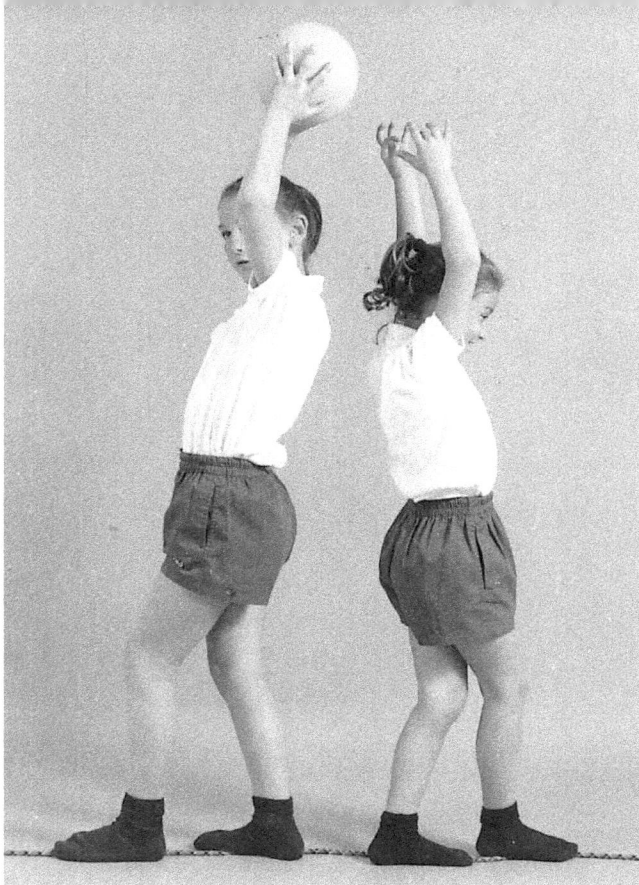

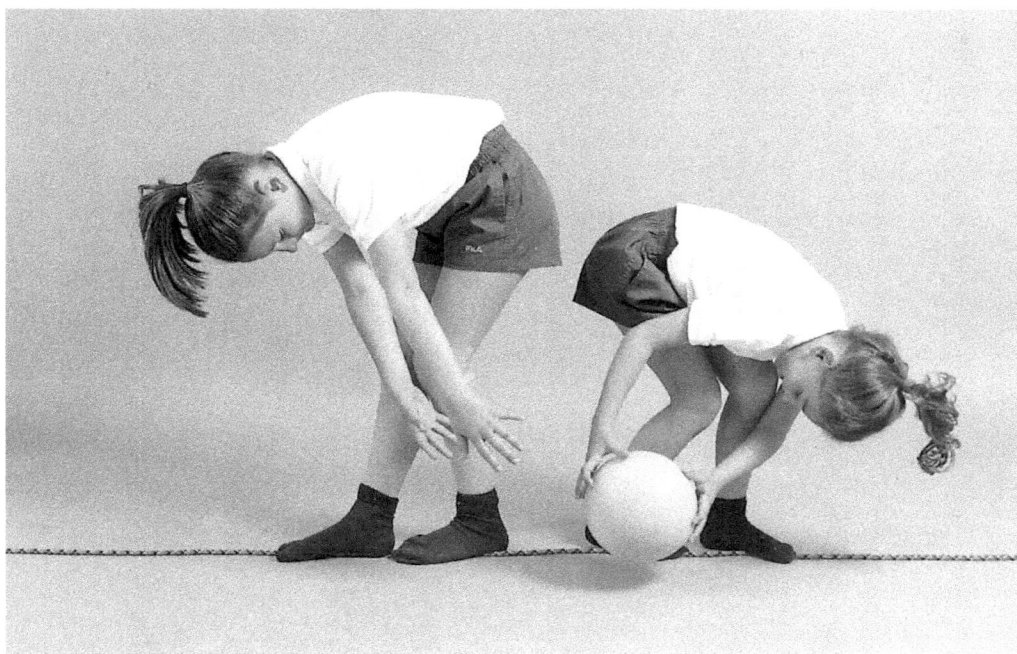

JUEGOS DE GRUPO

Hemos hablado mucho de la necesidad de jugar y de hacer gimnasia (o de hacer gimnasia jugando). Nos parece interesante, después de haber propuesto ejercicios para uno o dos niños, presentar algún juego, con la misma finalidad, para grupos más numerosos. Algunos se pueden realizar en casa, incluso en ambientes no demasiado amplios; otros necesitan espacios más grandes como gimnasios o jardines; algunos se llevan a cabo sin ningún material, mientras que otros requieren alguna pelota, una cuerda o un simple pañuelo. A pesar de ello, todos son adecuados para niños de cualquier edad, aunque serán más apreciados por los pequeños de cinco o seis años. Para coordinar los juegos se precisa siempre la intervención de un animador que en este caso podrá ser también la madre, el padre, el canguro, etc.

Todos estos ejercicios van precedidos de un título que ayuda a identificar con más facilidad el desarrollo y el objetivo.

JUEGOS SÓLO CON EL CUERPO

Estos juegos son los más sencillos de organizar y realizar, precisamente porque no necesitan ningún instrumento. A los niños se les proponen situaciones siempre nuevas en las que se les pide que resuelvan problemas de carácter motriz, apoyando a los propios compañeros (empieza a concretarse de esta forma el espíritu de equipo) o en oposición a ellos.

Algunos juegos se refieren a la capacidad de atención y de reacción a un estímulo («Escucha y vete», «La palabra clave», «La señal»); otros reclaman el sentido del ritmo, la capacidad de representación mental del movimiento («Arriba y abajo») o la organización espacial («Cambio de casa»).

Ejercicio 1

Arriba y abajo

Los niños están de pie frente al animador. Cuando grita «¡abajo!», los niños se ponen en cuclillas. Cuando grita «¡arriba!», los niños estiran las piernas y se levantan.

El animador puede, incluso, engañarlos realizando el movimiento opuesto al indicado; el niño que se equivoca queda eliminado. Gana el que consigue quedar solo con el animador.

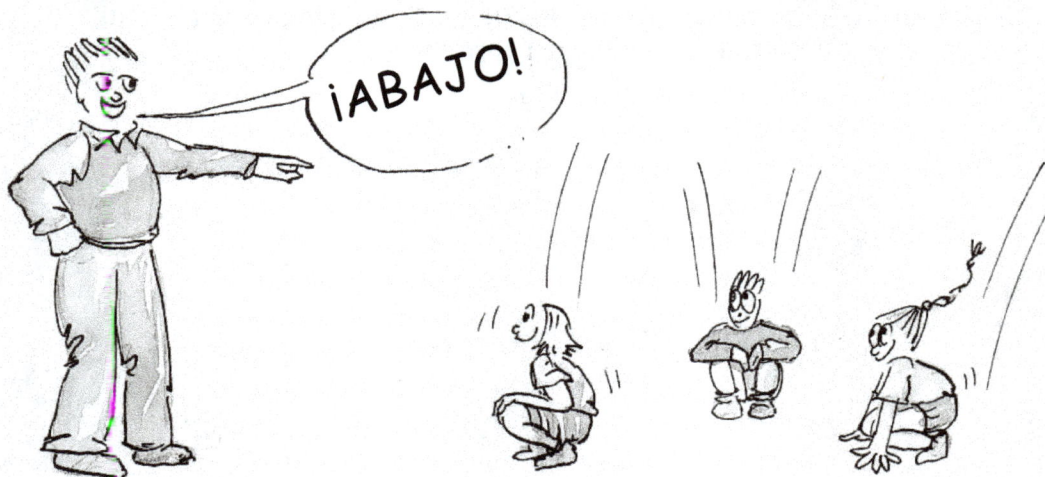

Escucha y vete

Se colocan cuatro o cinco niños en fila india. El animador da palmadas: con una el primero de la fila corre a colocarse en el fondo; con dos el último corre a colocarse en la cabeza. El juego continúa y se van eliminando los niños que se mueven en el momento o en la dirección equivocada, hasta que sólo queda un niño, el ganador.

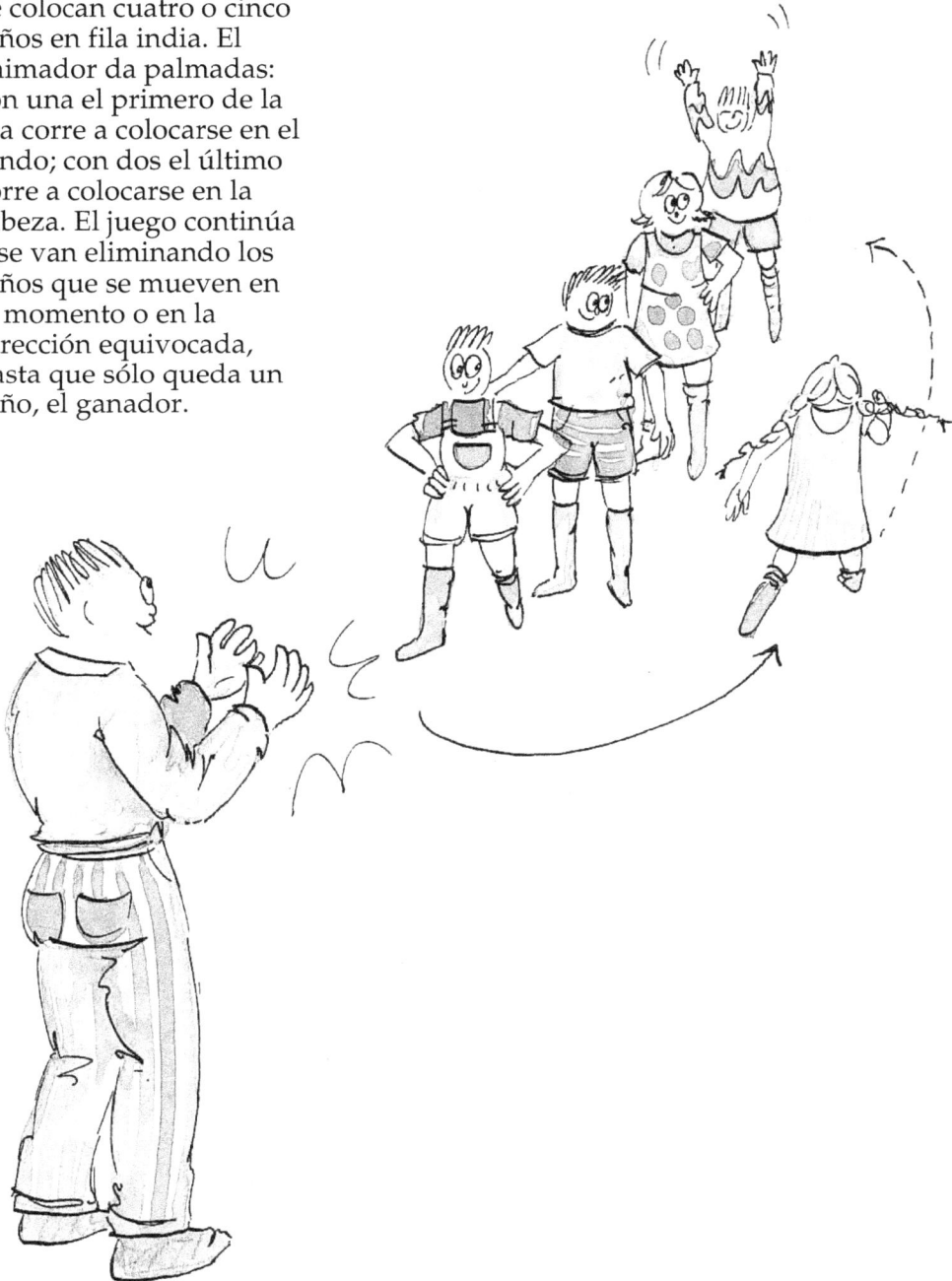

El tren y el maquinista

Los niños se colocan en fila india, con los ojos cerrados y las manos sobre los hombros del compañero que va delante; el último niño, el maquinista, guía los «vagones» desde atrás golpeando sobre los hombros del último que, a su vez, golpeará el «vagón» de delante hasta llegar a la «locomotora» que cambiará de posición según las informaciones recibidas: un golpe sobre el hombro derecho significa girar a la derecha; un golpe sobre el hombro izquierdo, girar a la izquierda: un golpe sobre los dos hombros, detenerse; dos golpes sobre los dos hombros, empezar a caminar.

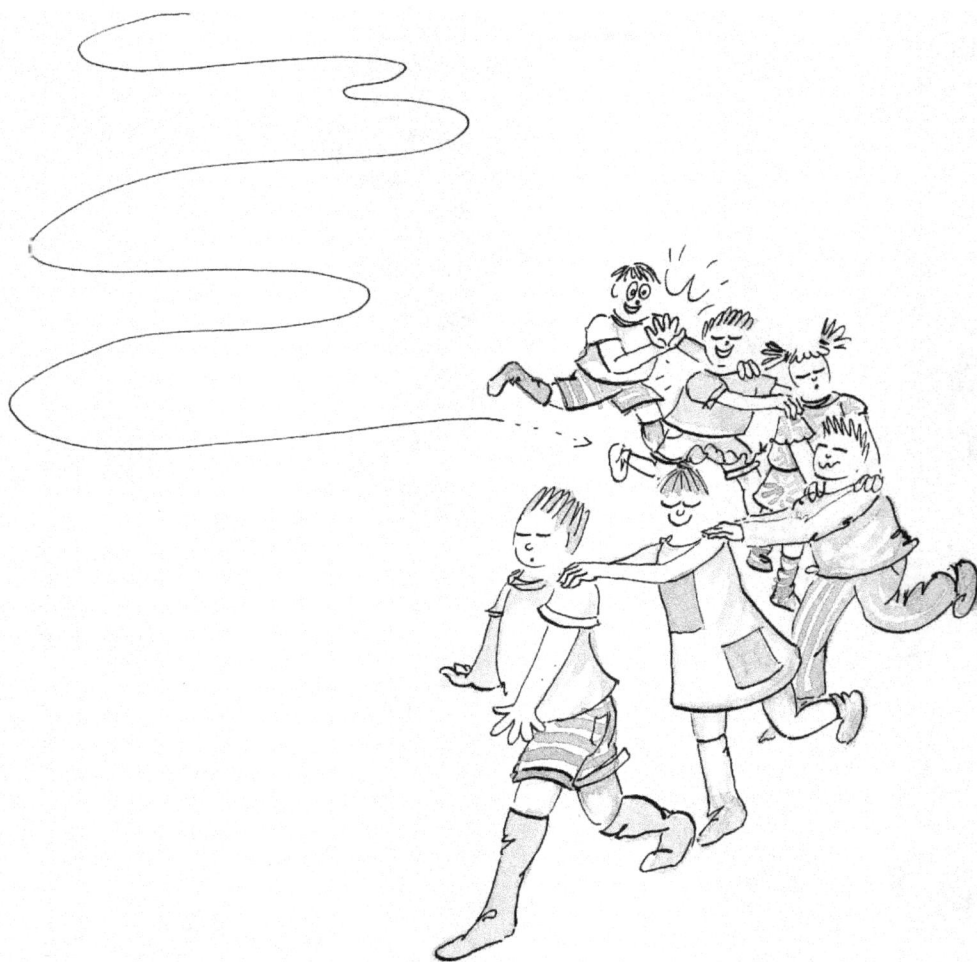

Los ladrones y el tesoro

Un niño, con los ojos vendados, se sienta en el suelo con un pañuelo o una pelota delante en el centro del círculo que forman los demás niños. Por turnos, a medida que el animador señala un niño, este se acerca al tesoro para robarlo; si el niño guardián se da cuenta de ello, intenta tocar al ladrón que, si es atrapado, debe ponerse en el lugar del guardián, dentro del círculo. Si el ladrón consigue robar el tesoro vuelve a su lugar para hacer proseguir el juego con otro ladrón.

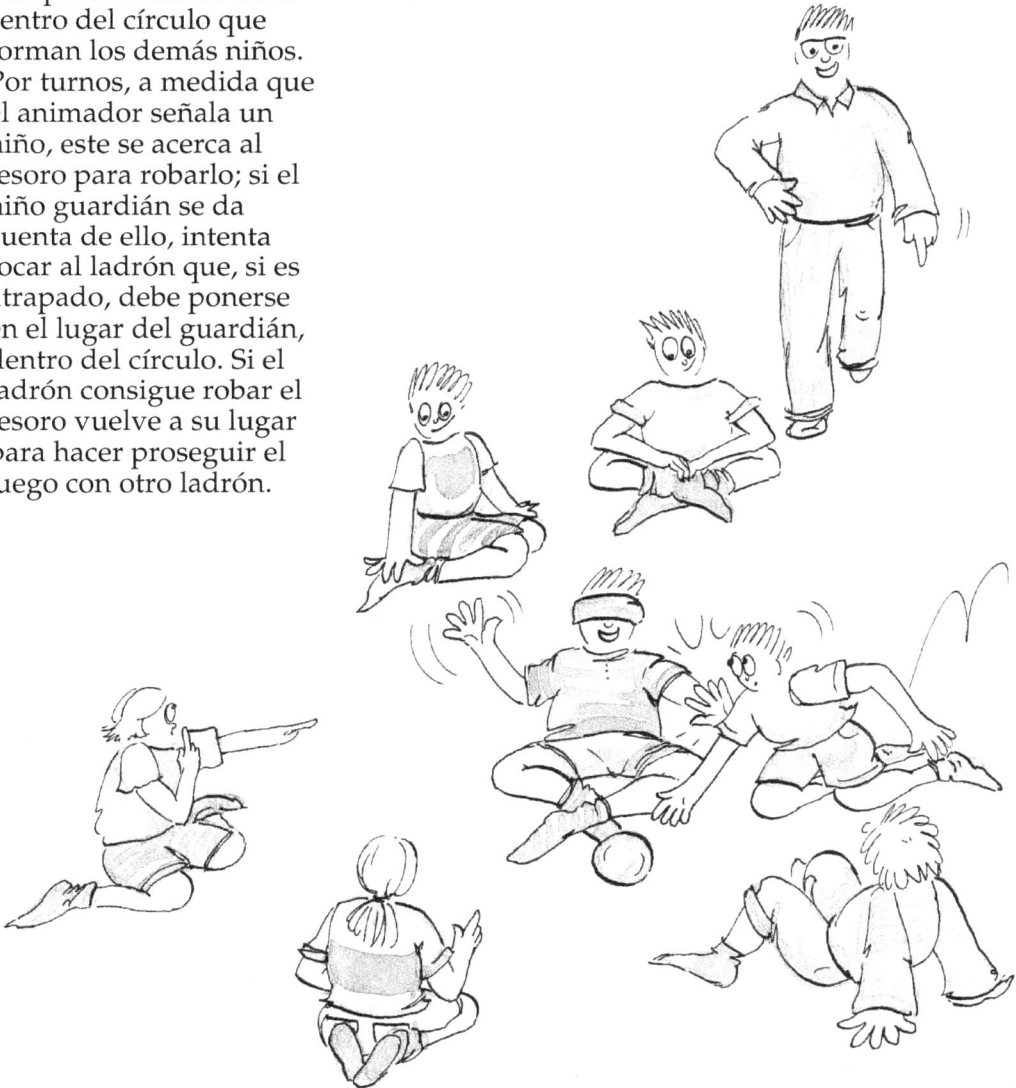

Ejercicio 5

Cambio de casa

Los niños se dividen en grupos de tres; dos se cogen de la mano formando la casa y el tercero, en el medio, es el inquilino. Un niño tiene que permanecer fuera para pedir un cambio durante el cual intentará ocupar un lugar como casa o como inquilino. Si grita «¡cambio de inquilino!», las casas se mantienen en su sitio mientras los inquilinos se cambian de lugar. Quien se queda fuera ordena el siguiente cambio. Si grita «¡cambio de casa!», los inquilinos se quedan en su lugar mientras las casas se deshacen y se vuelven a formar entre nuevos jugadores alrededor de los inquilinos. A la orden «¡todo cambia!», todos tienen que encontrar un nuevo compañero para la casa, que tendrá un nuevo inquilino.

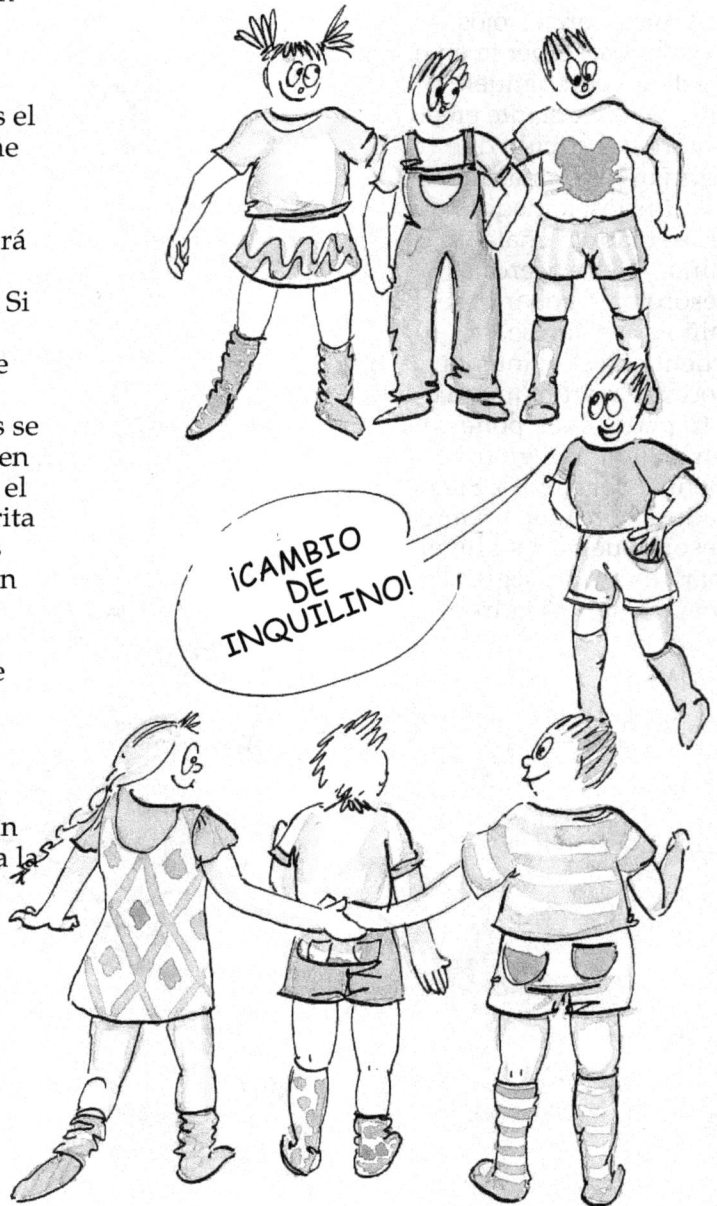

¡CAMBIO DE INQUILINO!

La señal

Los niños se colocan en varias filas: cada fila forma un equipo detrás de una línea. El primer niño de cada fila deberá correr para alcanzar la línea sobre la que se encuentra situado el animador cuando este realice la señal que previamente habrá declarado. Puede intentar engañarlos indicando la señal mediante un movimiento equivocado.

Si, por ejemplo, el animador da dos palmadas y la señal convenida era sólo una, la salida no será válida. Si la señal es que el animador se toque la nariz, no valdrá si se toca la frente.

Quien se mueva en el momento equivocado hace que el equipo propio pierda un punto; quien alcance el primero la línea de meta hace que gane.

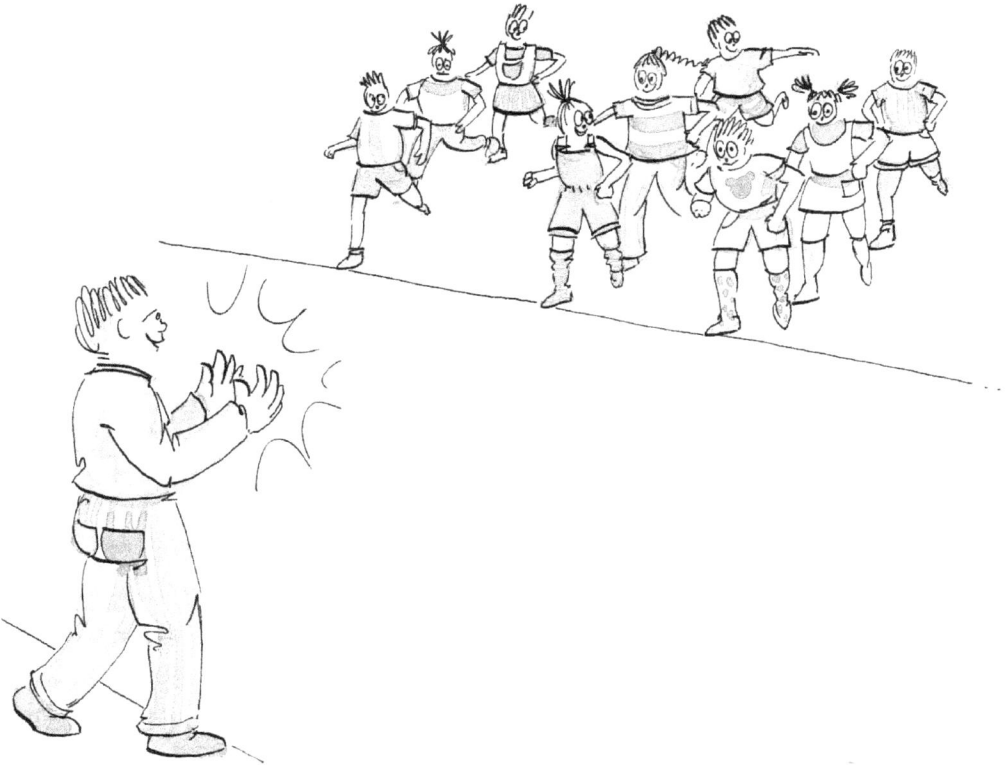

La palabra clave

Los niños están sentados en el suelo, en línea. Se escoge la palabra clave —por ejemplo, *casa*— y el animador explica una historia: «Había una vez un niño que vivía con sus padres y sus cinco hermanos en una pequeña *casa* cerca del río». Cuando se pronuncia la palabra clave los niños tienen que correr hasta la línea marcada: el último que llega es penalizado.

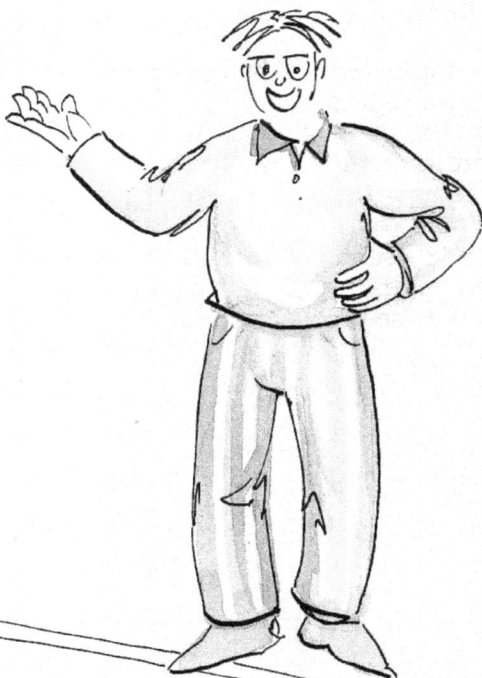

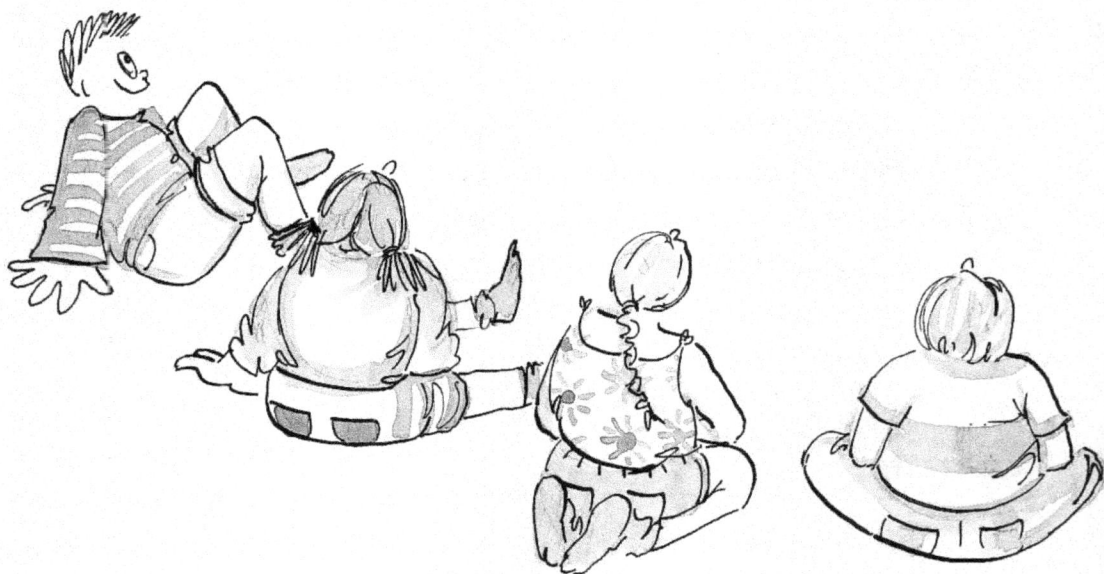

La red

Los niños se colocan en dos líneas, una frente a la otra; los miembros de una línea se colocan con las piernas abiertas, juntando los pies con los del vecino, y se cogen de las manos con los brazos en alto y los ojos cerrados.
A la orden del animador los niños de la segunda línea tienen que pasar entre las piernas de los compañeros que forman la red, sin tocarlas.
Quien toca a un niño de la red se cambia con él.

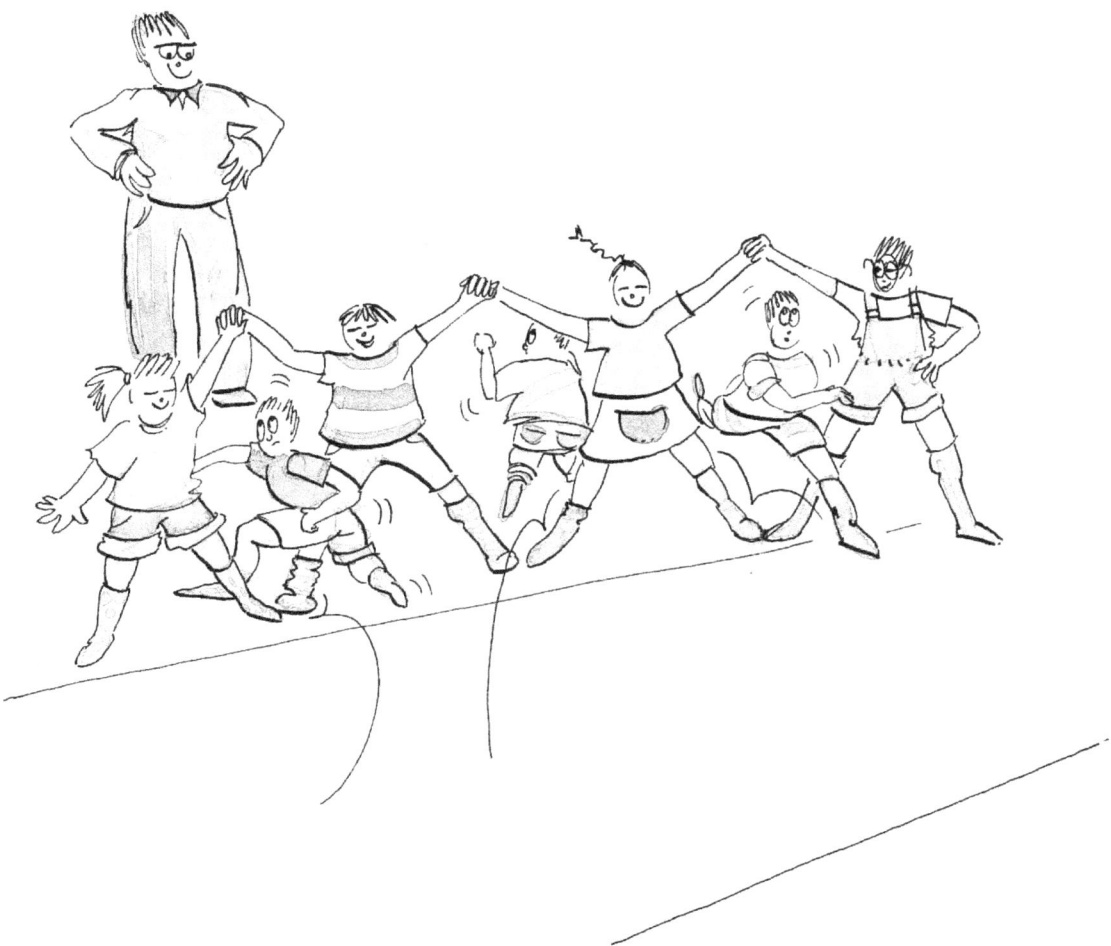

La jaula

La mitad de los niños se coloca en círculo, cogiéndose por la mano y con los ojos cerrados. Los demás se colocan en el interior del círculo. A la orden del animador los niños que están dentro de la jaula intentarán salir sin tocarla. El que lo haga se queda prisionero y no puede salir más. A continuación, quien se ha liberado entra de nuevo y el juego se repite hasta que todos los niños quedan enjaulados. Luego se invierten los papeles: los que estaban en la jaula hacen el círculo y viceversa. Gana el equipo que enjaula a todos sus adversarios en menos tiempo.

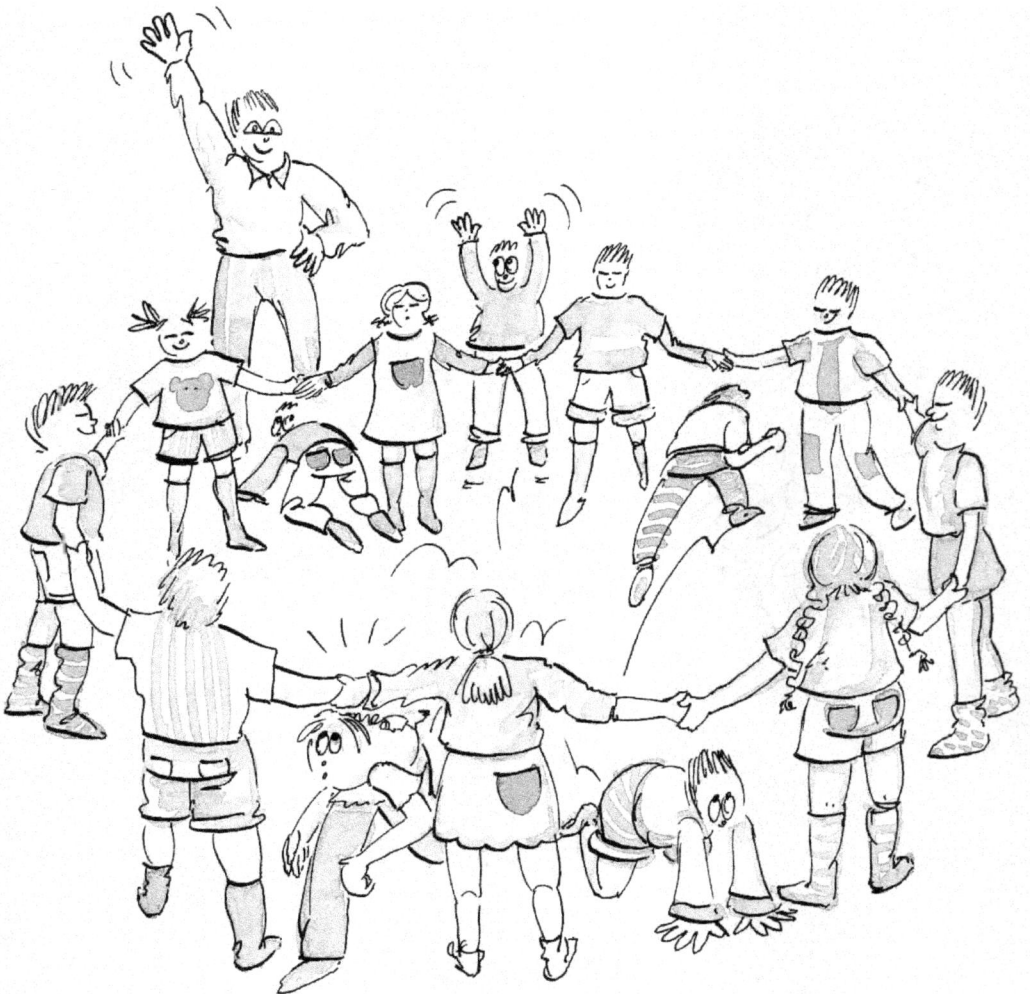

Las prendas

Los niños se colocan en línea, sentados en el suelo detrás de una línea preestablecida.
El animador, a una cierta distancia, pide a los niños que cierren los ojos y se quita, por ejemplo, el jersey o un zapato, o se dobla las mangas. Pide luego a los niños que abran los ojos y que adivinen qué ha cambiado en él: el primero que lo sabe corre hacia el animador y, al llegar a su lado, le da la respuesta. Si es exacta gana una determinada puntuación. El juego se repite hasta que uno de los niños alcanza el total de puntos.

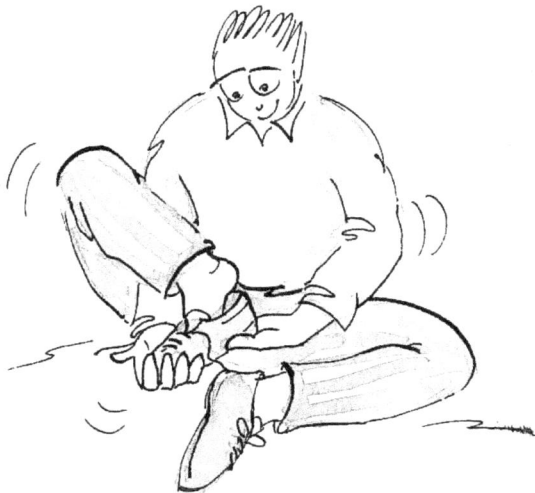

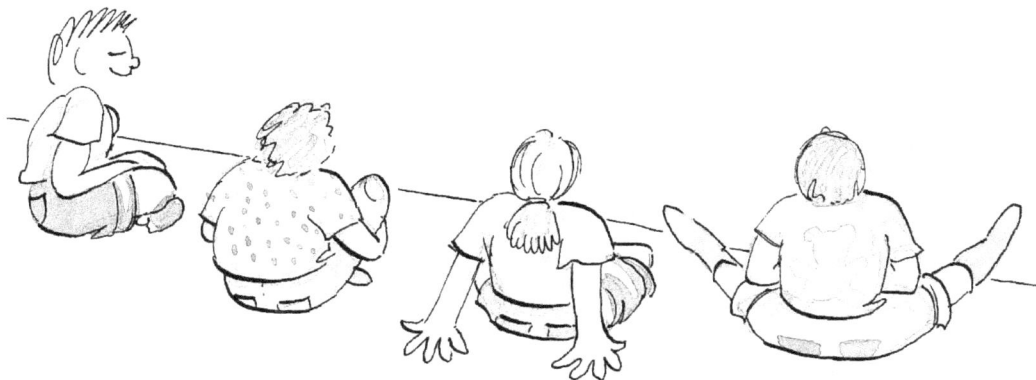

La gallina ciega

Los niños se disponen en círculo, sentados en el suelo. El animador escoge al niño que hará de gallina ciega y le vendará los ojos. Este deberá acercarse a un compañero y, tocándole la cara, adivinar quién es; si lo adivina, se intercambia el papel con él, y si no acierta, prueba con otro compañero.

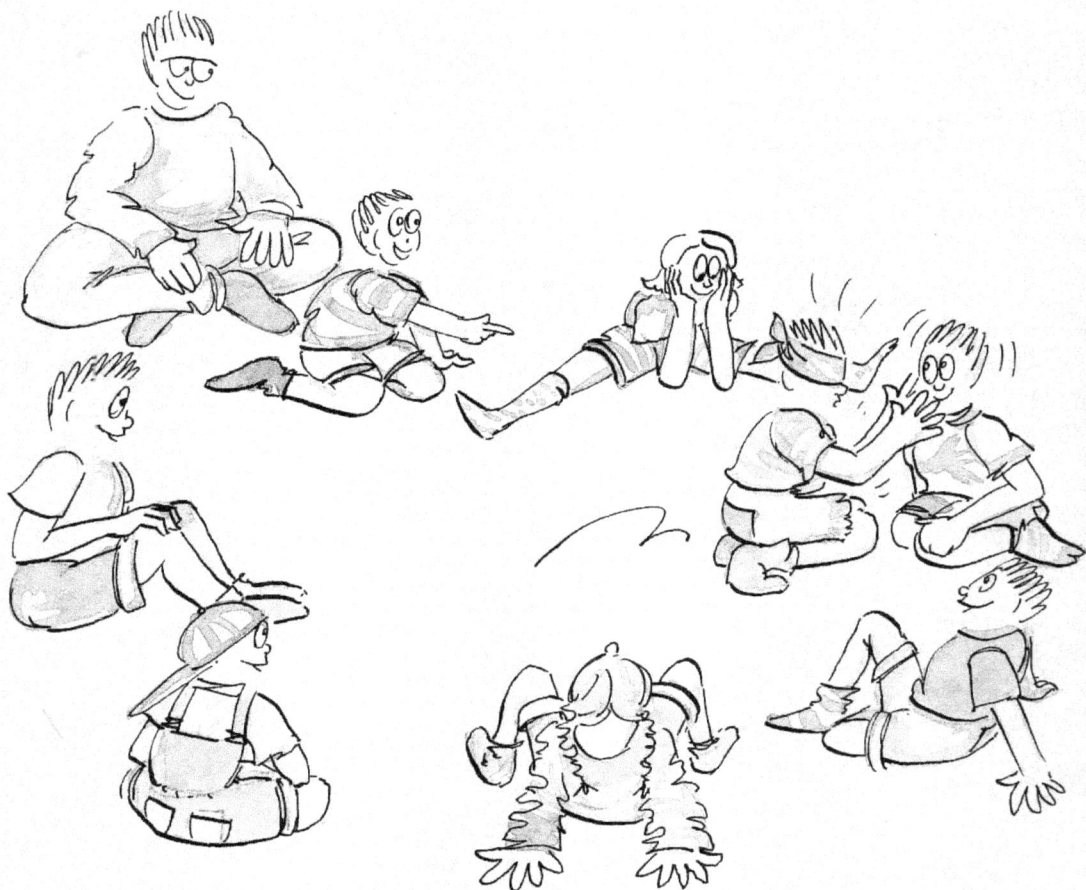

JUEGOS CON LA PELOTA

Los juegos con la pelota exigen una buena coordinación entre ojos y manos y una eficaz percepción espaciotemporal: los niños son estimulados para desarrollar estas capacidades a través de situaciones siempre distintas en las que deberán dar lo mejor de sí mismos para ganar.

En particular, los niños mejoran la acción de captura («Aire, tierra, mar») y de lanzamiento («Stop», «Los osos»), el control del movimiento y de la velocidad de la pelota («El saltamontes») y aprenden a valorar la fuerza, la velocidad y el ritmo aplicados al movimiento.

La víbora

La víbora está representada por la pelota, que no debe tocarse porque es peligrosa. Los niños están sentados en el suelo en círculo, muy cerca los unos de los otros. El animador inicia la partida lanzando la pelota en medio del círculo; los niños intentan rechazar la pelota con las manos en cuanto llega hacia ellos. El niño que es «mordido» por la pelota en cualquier otra parte del cuerpo «está muerto» y debe girarse de espaldas. Gana quien queda el último sin ser mordido.

El mismo juego puede hacerse más divertido con una variante: la mitad de los niños está dentro del círculo y la otra mitad se dispone a formar el círculo exterior desde el que se intentará golpear a los niños que se escapan hacia el centro para evitar ser tocados por la pelota.

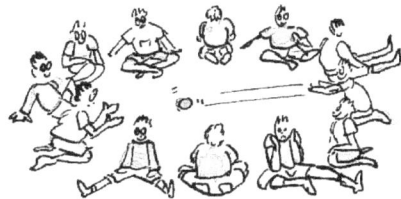

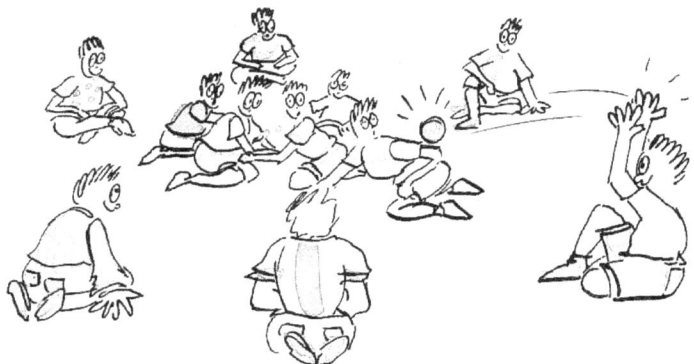

Aire, tierra, mar

Los niños se colocan de pie en semicírculo frente al animador, que tiene en la mano la pelota. El animador lanza o hace rodar por el suelo la pelota hacia un niño que debe detenerla con los pies si el animador ha gritado «¡mar!», con las rodillas si ha gritado «¡tierra!» y con la cabeza si ha gritado «¡aire!».

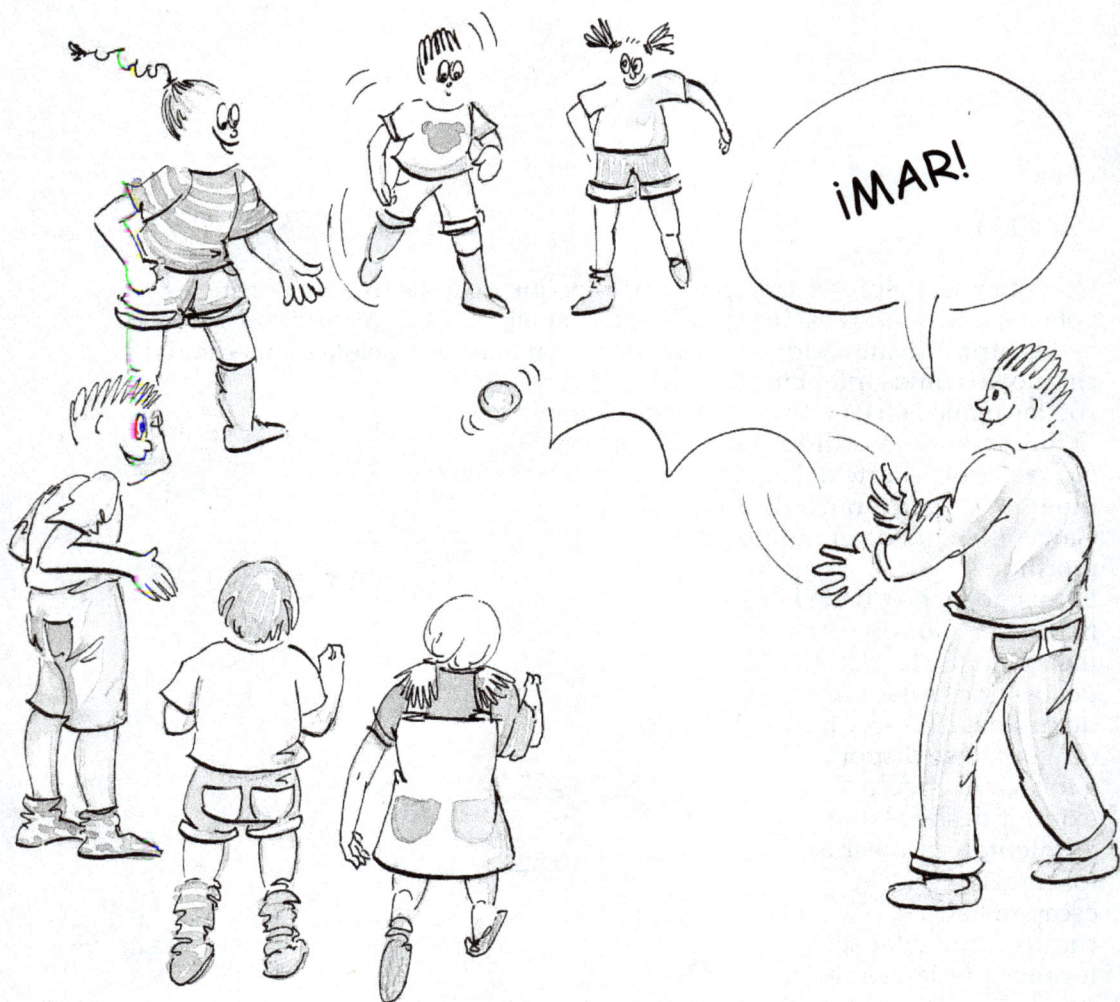

Stop

Los niños se sientan en círculo y la pelota está quieta en el centro en el suelo. El animador llama por el nombre a un niño, que debe correr y coger la pelota; los demás salen corriendo y se detienen cuando el niño seleccionado alcanza la pelota y grita «¡stop!». A continuación la pelota tiene que lanzarse contra uno de los compañeros inmóviles. El niño que reciba el pelotazo para. Luego se vuelven a colocar en círculo y se empieza el juego otra vez.

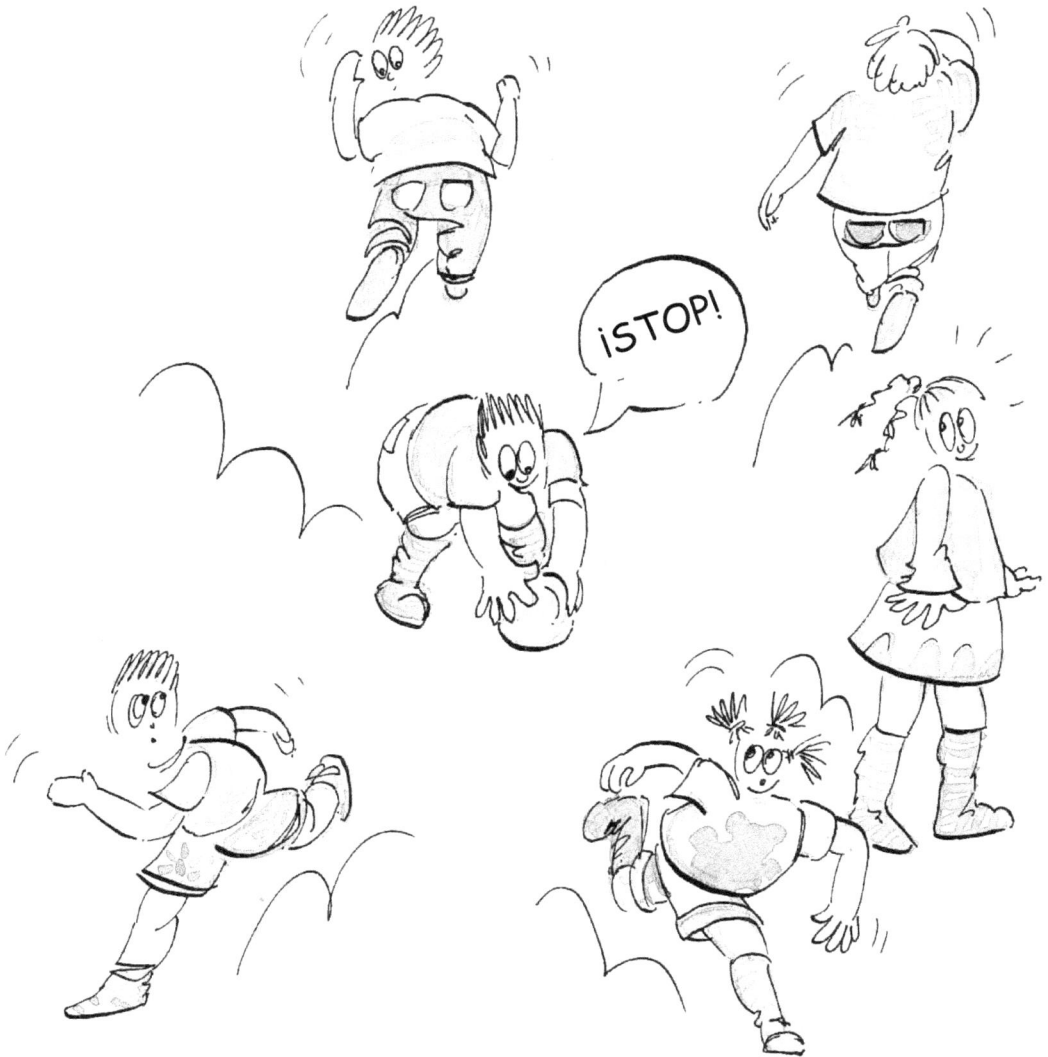

El saltamontes

El niño que va a hacer de saltamontes se sienta en el centro de un círculo formado por sus compañeros; el saltamontes no puede descansar porque los compañeros intentan golpear sus pies con una pelota que hacen rodar continuamente por el suelo. El jugador que consigue tocar al saltamontes con la pelota se coloca en su lugar. La pelota no tiene que lanzarse sino que debe rodar por el suelo.

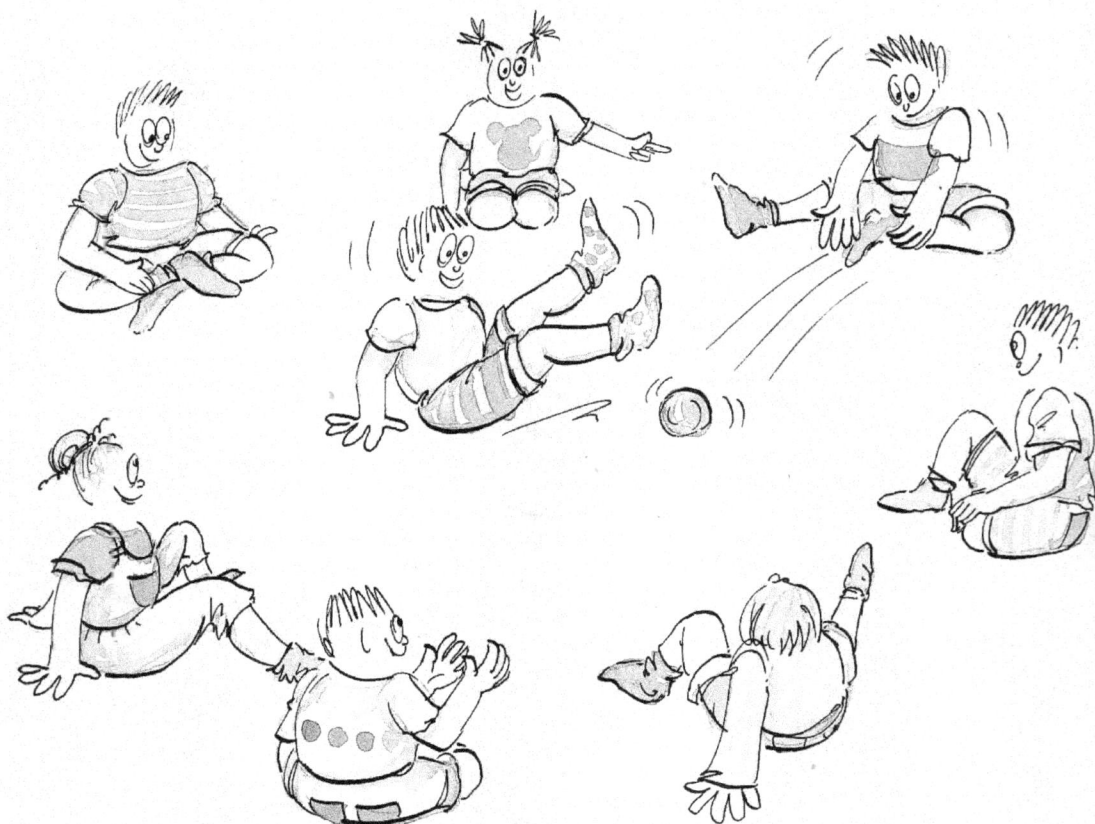

138

Los osos

Se coloca la pelota en el suelo, en el centro de un gran espacio; los niños
forman dos equipos, los osos pardos y los osos blancos, que se alinean frente a
frente, dejando la pelota en el centro del campo.

Cada equipo escoge un capitán, el jefe oso. Cuando el animador grita «¡osos
blancos!», estos pasarán corriendo al campo de los osos pardos, que a su vez
harán lo contrario. Mientras tanto, un oso pardo, previamente designado en
secreto por su capitán, cogerá la pelota e intentará lanzarla contra un oso
blanco. El jugador golpeado quedará excluido del juego; si se golpea al capitán
del equipo, el partido se habrá ganado. Si no, se repetirá la jugada
alternativamente.

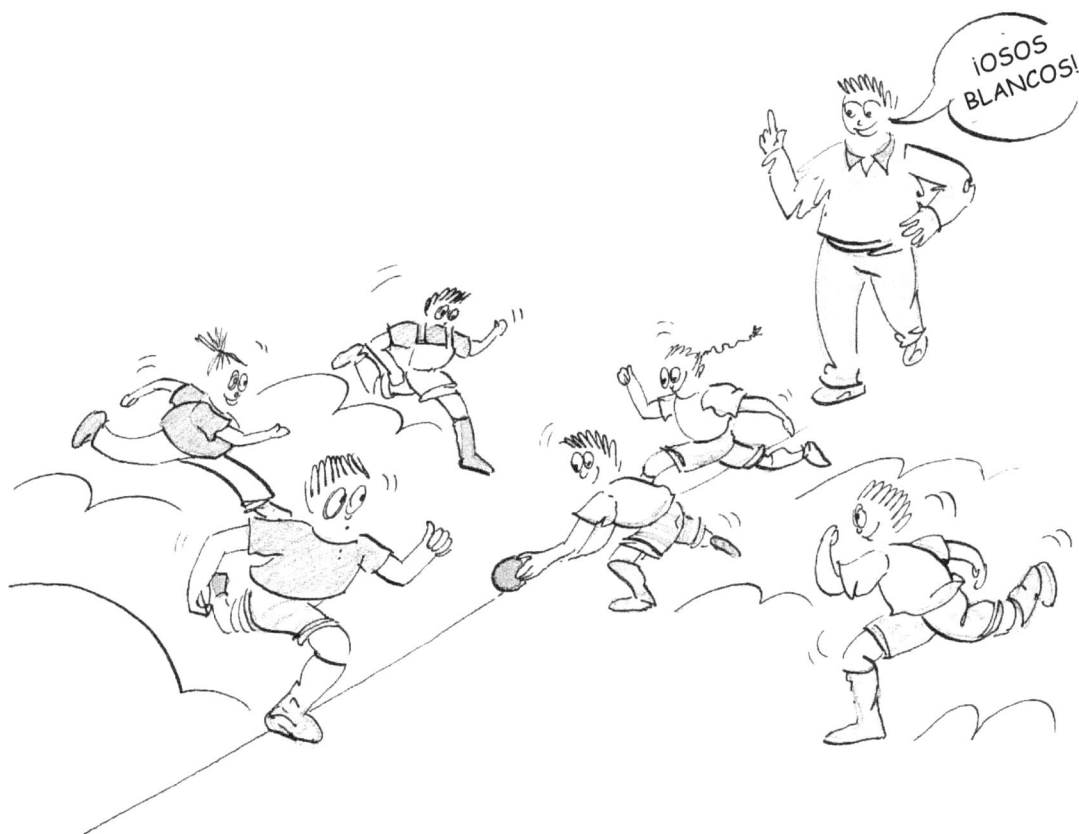

JUEGOS CON LA CUERDA

La cuerda es muy útil para aprender la organización espacial, un aspecto preponderante en los ejercicios que se proponen aquí. Se trata de un instrumento que ayuda a definir el campo y por lo tanto, proporciona importantes informaciones sobre el espacio, la distancia, el tamaño y los conceptos de encima y debajo, delante y detrás, derecha e izquierda.

Ejercicio 1

Ciervos y leopardos

Los niños se colocan en dos líneas, una de ciervos y otra de leopardos, frente a frente. La cuerda está estirada en el suelo entre ellos.
El animador grita «¡ciervos!» y estos se giran y escapan hasta la línea marcada. El que es atrapado antes de llegar a la línea se convierte en leopardo. Si el animador grita «¡leopardos!», serán estos últimos los que se escapen.

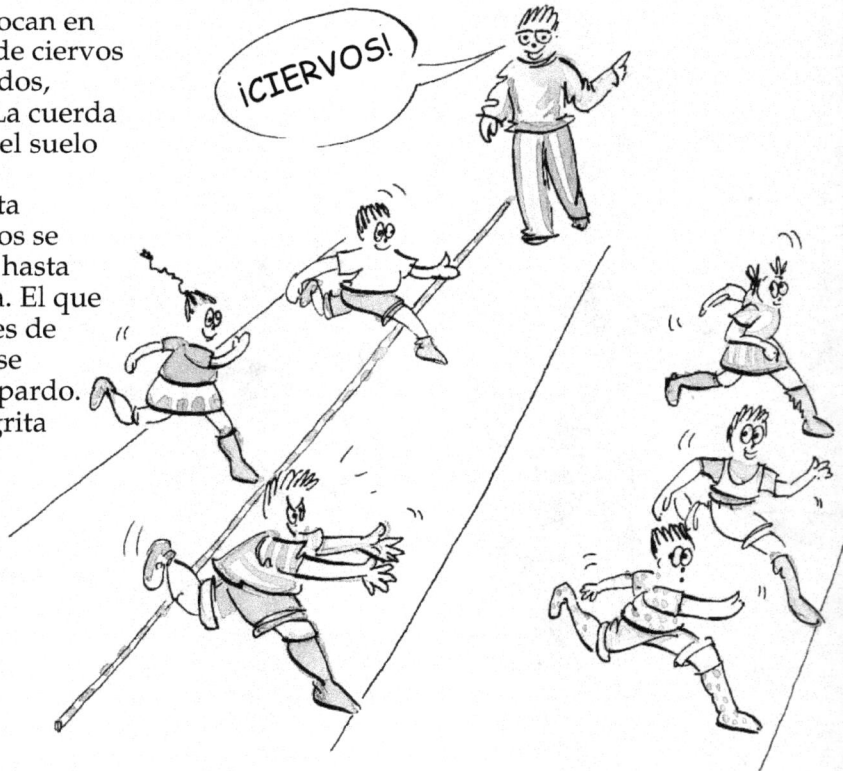

¡CIERVOS!

Espejos y marionetas

Los niños se colocan en dos líneas, una de marionetas y otra de espejos, ambas frente a frente. La cuerda está en el suelo entre ellos. Si el animador da la orden «¡un paso adelante!», las marionetas avanzarán y los espejos retrocederán. Si la orden es «¡dos pasos a la izquierda!», las marionetas se desplazarán hacia la izquierda y los espejos hacia la derecha.

Se invierten luego los papeles de los espejos y de las marionetas y se inventan nuevos movimientos. El que se equivoca se coloca en el lugar del niño que tiene delante y, por lo tanto, cambia un papel por otro.

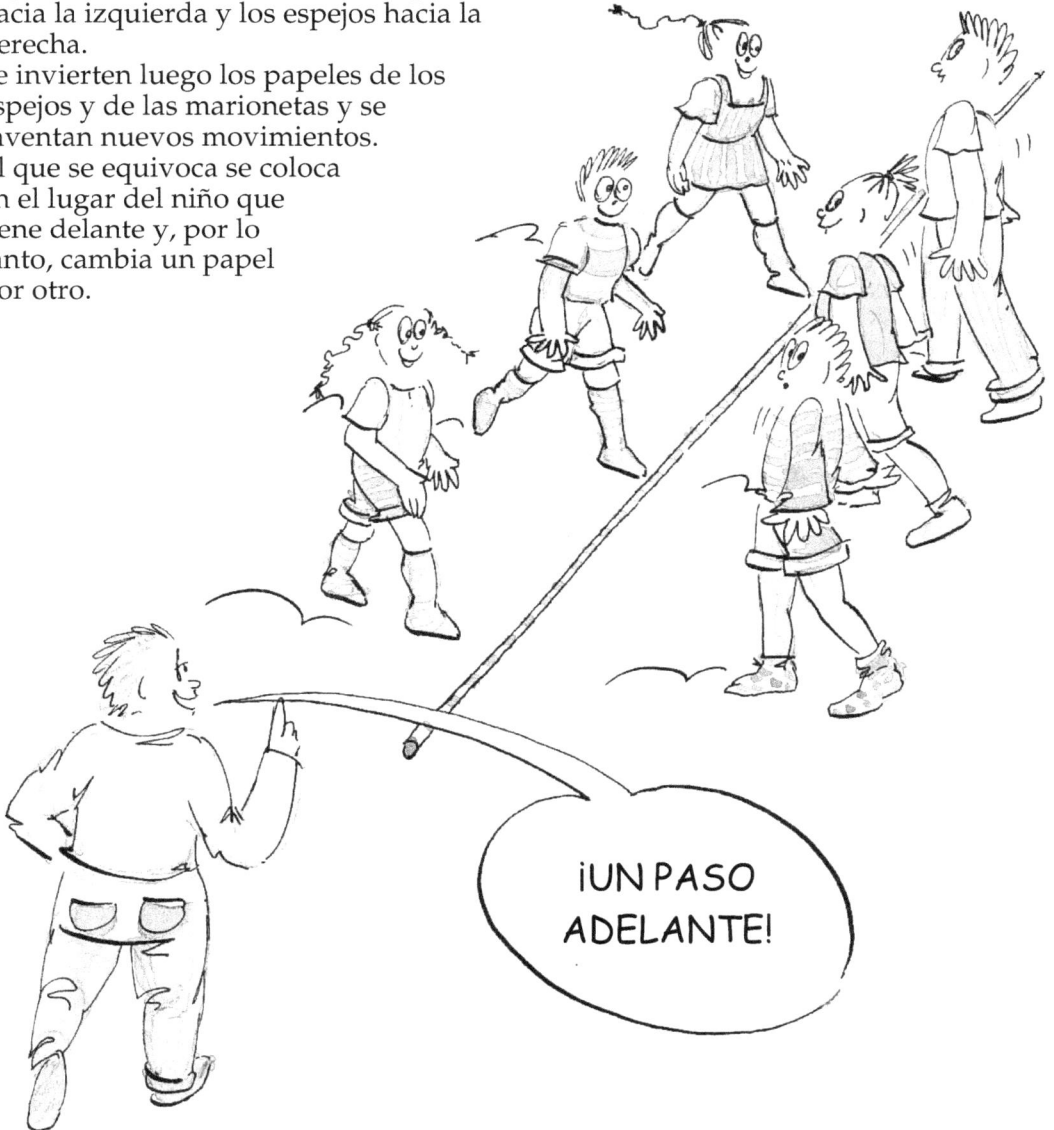

¡UN PASO ADELANTE!

Ejercicio 3

Dentro del mar, en la orilla

Los niños se sitúan alrededor de la cuerda colocada en el suelo para que forme un círculo. Cuando el animador ordena «¡mar!», todos los niños saltan al interior del círculo; cuando ordena «¡orilla!», los niños tienen que saltar fuera hasta que alguien se equivoca. Gana quien se queda el último sin haberse equivocado.

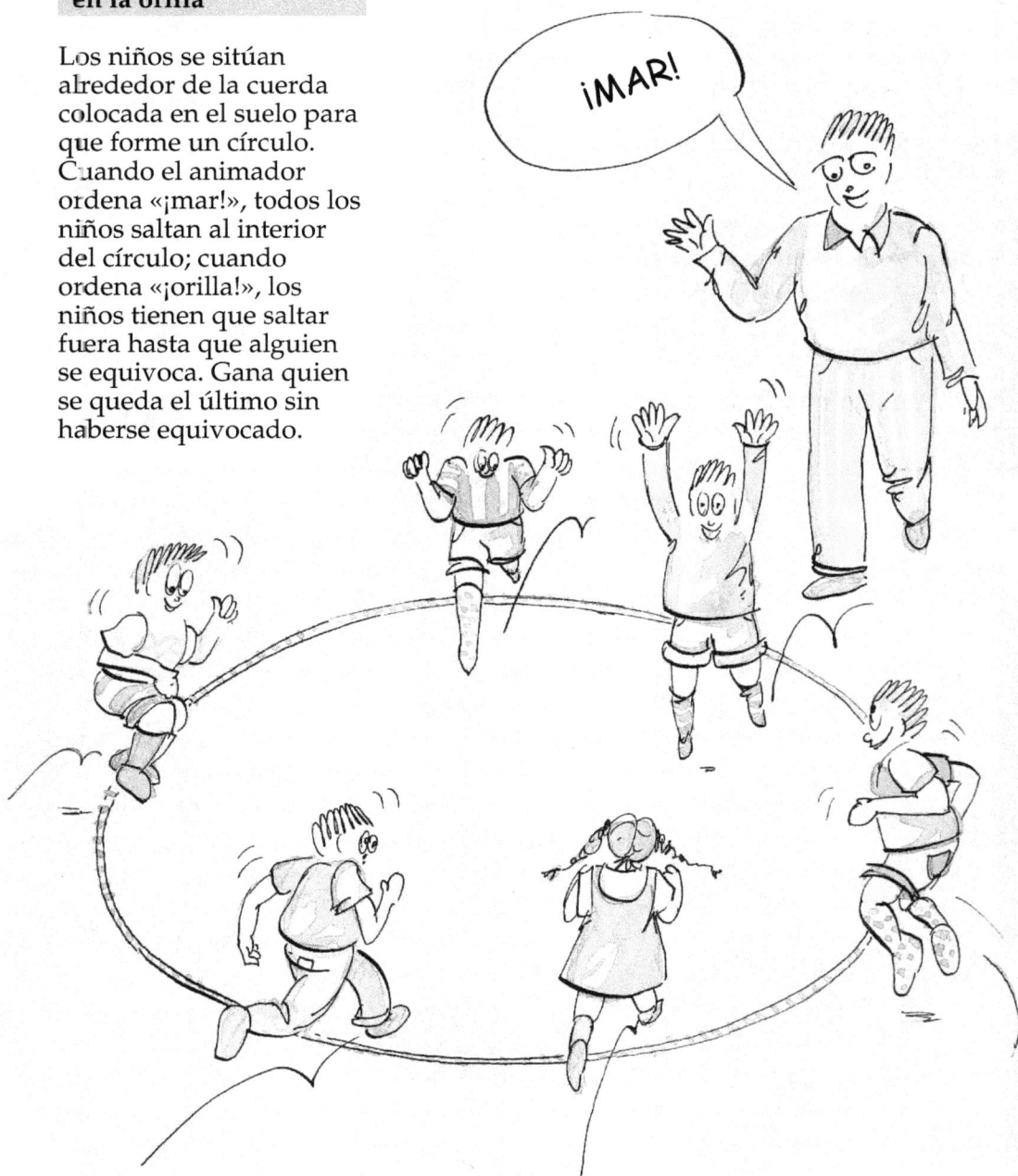

¡MAR!

GLOSARIO

A gatas: apoyarse sobre las manos y las rodillas.

Apoyo: parte del cuerpo que entra directamente en contacto con el suelo.

Encogidos: con las piernas dobladas, con el tronco y la cabeza flexionados.

Fila india: los niños están colocados uno detrás del otro y con la frente en la misma dirección.

Línea: los niños están colocados uno al lado del otro y con la frente en la misma dirección.

Piernas flexionadas: con las rodillas dobladas.

Piernas separadas: con los pies separados.

Pies paralelos: con un pie al lado del otro.

Prono: boca abajo.

Supino: boca arriba.

Tronco flexionado: con la cabeza cerca de las piernas.

Vertical: apoyándose en las manos con los brazos, el tronco y las piernas rectas.

Voltereta: rotación del cuerpo sobre el propio eje longitudinal.